医余
医剩
先哲医话集

著者——
尾台逸士超
丹波元简
长尾藻城

皇汉医学系列丛书
主编 刘星

山西出版传媒集团
山西科学技术出版社

《皇汉医学系列丛书》

编辑委员会名单

总 序

中医学历史悠久，源远流长，影响深远，最有代表性的是对日本的影响。

日本把中医叫作汉医，日本研究中国医学的学者，更是称中医学为皇汉医学。

日本自隋唐与中国相通以来，所习之医皆神农以来之学说。因《内经》《难经》之书名，始见于《汉书·艺文志》，而张仲景又为汉代人，中医界十分重视《伤寒论》一书，所以称中医为汉医。千百年来，日本汉医名家林立，著作之可传者指不胜屈，而所藏中国医书之佚本、绝本尤多（萧龙友语）。

20 世纪初，西医东渐，对中医的发展造成一定的威胁。在日本，汉医同样受到了冷落。但是，日本学者很快就发现，西医之治疗有时收效尚不如汉医之捷而灵、稳而当。于是，倡导皇汉医学者遵承丹波元坚等名家所辑之书、所习之学，立社演讲，从而光大之，而这些著作也随即风行一时。世界书局根据这一情况，邀请陈存仁先生编辑《皇汉医学丛书》。陈存仁先生经过数年努力，从在日本搜集到的数百种中医著作中，选择最有价值的书籍，编辑为《皇汉医学丛书》。其中包括总类8种，有《内经》《难经》等医经注释及考证、传略、目录等著作；内科学19种，主要为《伤寒论》《金匮要略》《温病条辨》等典籍文献的研究、注解；外科学1种；女科学3种；儿科学3种；眼科学1种；花柳科学（性传播疾病）1种；针灸学4种；治疗学1种；诊断学1种；方剂学10种，含名方、验方、家藏方、方剂词典、古方分量考等内容；医案医话类11种；药物学8种；论文集1种，汇集了20世纪初日本汉医研究的精华。有些文献内容在国内已经失传，日本反而保存无恙，如接骨学，国内医籍仅见于《证治准绳》《医宗金鉴》中，日本却有其专辑，并附有图谱，手术姿势无不详备，接骨的方药也为不经见之家传方剂。又如，腹诊之术，国内已完全失传，而日本汉医书籍中有之；生产、手术、探宫、通溺，日本也能祖述中医之方法；眼科则打破五轮八廓之妄，针灸科则改定经穴取七十穴而活用之（陈存仁语）。编辑这套丛书的目的，“其意不独欲介绍日本之新旧学说，且将使读者对比互勘，于医学有深切认识与辨别”（徐相任语）。陈存仁先生认为，这些图书中“日本多记氏谨严之逻辑，丹波氏诠释，东洞氏自立一派，汤本氏独抒卓见，宫献氏研究精密，冈西氏征引博洽，以及久保氏之科学见地，岩崎氏之治学功夫，并足称述，可为则例。其所撰著，必有足以启导吾人研究之方法与趣味者”。

汉医与中医一脉相承，在我们继承和发掘中医前辈们的学术经验时，日本的前贤同样是我们应该认真学习的榜样。他们确实在中医学术上有着踏踏实实的学问，他们的很多著作至今仍然对中医的发展产生着积极影响，具有极高的参考价值。这些著作的作者在国内的知名度相当高，可以说是家喻户晓，比如丹波元简、丹波元坚、丹波元胤、山田宗俊、吉益为则、长尾藻城等。

《皇汉医学丛书》不仅给我们提供一条了解日本汉医学的途径，也为我们学好中医、运用好中医理法方药提供了一批重要的海外中医参考文献。

本套丛书于1936年至1937年陆续刊行后，人民卫生出版社曾于20世纪50年代出版过单行本。此后直至1993年才再经上海中医学院（现名上海中医药大学）出版社重刊。目前，全套丛书市面上已经找不到，读者要一睹丛书全貌极为艰难。为了满足广大读者的需要，为了适应现代人读书的习惯，我们组织中国中医科学院、广西中医药大学、山西中医药大学等单位众多专家和研究人员，用了6年多的时间，对原丛书进行了全面点校，将原来繁体字、异体字的竖排本改为规范的简化字横排本予以出版，并对疑难字词添加了注释，希望能得到广大读者的喜爱。

最后，希望本书的出版对于中医的发展能有所启迪，并希望有识之士对书中不妥之处提出宝贵的意见，以使本书更加完善。

凡　例

一、《皇汉医学丛书》自1936年上海世界书局出版以来，深受读者喜爱，其中的许多著作已经成为中医界重要的参考书或工具书。

二、原版《皇汉医学丛书》由于文字为繁体及异体字、竖排，无现代标点，给现代人阅读带来了很多困难。简体点校版为规范简体、横排、加现代标点，所以读者阅读起来会轻松很多。

三、丛书中引用的前人作品名称及前人名称，没有统一的说法，如《灵枢·小针解》《灵·小针解》《小针解》及《阴阳应象大论》《阴阳应象》等，为了尽量保持丛书原貌，新版丛书没有进行统一。

四、原丛书中“左”“右”二字，改为横排后，根据语义改为“上”“下”等。

五、原丛书中“按语”“案语”混用，现统一使用“按语”，如坚按、简按。

六、原丛书中的缺字用“□”表示，如果通过查阅资料，已补入缺字，则将“□”去掉。

七、对于原丛书中不符合现代人阅读习惯的词语，尽量改为符合现代人阅读习惯的词语。如丸药的“丸”，原丛书中经常写作“圆”。在不影响原书语意的情况下，丛书统一改为“丸”。如，将“补中益气圆”改为“补中益气丸”，将“乌梅圆”改为“乌梅丸”等。

八、穴位名称统一改为国内使用的名称。如，大渊，改为太渊；大溪，改为太溪；太钟，改为大钟等。

九、原丛书在引用他书内容时，可能出现与所引用的著作文字有出入的情况，简体点校版经核对后会改正，有些通过注释的方式加以说明。

目　录

医　余

医　剩

医余

尾台逸士超

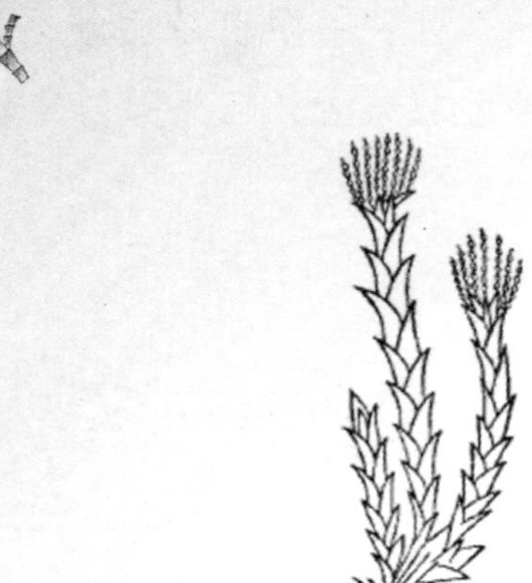

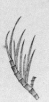

提　要

本书由日本汉医学家尾台逸士超所著，属于医话类著作。

本书搜罗经史百家言涉医理者，分为命数篇、养性篇、疾病篇、治术篇四部分。书中间附评语，以阐其蕴，发新意于文字之外，裁古义于今日之用。不拘泥，不执滞。对于钩章棘句，训诂以释之，考据淹博，折衷的确。

本书不但是儒家必读之书，而且是医家必备之书。

注：书中引用文献与国内文献有出入者，尤其有明显错误者，已据国内文献校正。

序　一

自吉益东洞唱我医复古之学，而世医肇知用长沙之方法矣。夫复古之学，实发于周汉之医说。周汉之医说得复古之学，而后其义益明，是东洞所以曩有古书医言之著也。尾台逸士超继之，撰《医余》三卷，《周官》、汉史以至诸子有言涉医者，靡不抄录。每遇会意处辄加评语，附笺注。士超以古人之学，行古人之术，老而益勤，学与术化，故周汉之医说，即士超之医说。世之目无简册护拙古方者，与夫一知半解捏造成篇者，闻士超之风可以省悟矣。闻士超之师传岑氏之业，岑氏出于东洞之门，此其学术渊源所由。及业之成，乃有蓝青冰寒之称，盖不诬也。初予与浅田识此、黑田子友为文字交，因二子已知士超，识此、子友少于予数岁，士超年次最长，而毫无衰惫之气。近日，西洋医方盛行于世，唱古方者寥寥鲜闻，而士超雄视于其间，矫不相下，殆所谓岿然鲁灵光①者也。

---

① 鲁灵光：汉代鲁恭王建有灵光殿，屡经战乱而岿然独存。后用“鲁殿灵光”称硕果仅存的人或事，亦省作“鲁灵光”。

予则老惫日加，不能复读书作文，视三子勤励不已，各有撰述，能无愧于怀乎哉！而士超不以为无状，属序于予，固辞不得，乃并詹言云。

文久二年壬戌季秋中浣拷窗拙者多村直宽识

序　二

今之所谓医者，我知之矣。华其室屋，丽其门墙，使望之者谓由扁仓①之技，以致朱顿②之富。出则贳篮舆③，盛傔从④，东奔西驰，来往如织，使观之者谓技售术行，日不暇给。问其业，则曰："医者，意也。学古读书，俾拘而不通，运用之妙，存于一心。蠹简奚为？"师以此自欺，弟子以此自便，习以为俗，恬莫之异。盖都下业轩岐者，不下数千万人，而为此言此态者，十居八九焉。以我所识尾台逸士超则不然，士超北越人，本小杉氏，弱冠来江户，学医于尾台浅岳，以师命嗣其家。时家道尚微，士超尝辛茹苦，拮据经营，方启处之不遑，而偷闲以读书，未尝张望后观，以钓虚誉。今则郁然成大家，余力所及，有《医余》

① 扁仓：古代名医扁鹊、仓公的并称。亦泛指名医。

② 朱顿：春秋时富豪陶朱公和猗顿的并称。

③ 篮舆：古代供人乘坐的交通工具，多为人力抬着行走，类似后世的轿子。

④ 傔从：侍从；奴役。

一书。是编搜罗经子百家言涉医理者，分为四篇，间附评语，以阐其蕴，发新意于文字之外，裁古义于今日之用。不拘泥，不执滞，以意达志，如燧取火，如汤灌雪，使各书异条意志相发，经纬贯通。至其钩章棘句，训诂以释之，考据淹博，折衷的确，有学究专门不易及者焉。余与士超交也晚，不及知其少壮之时，尝闻其同窗友之言矣。某曰："吾与士超学于亀田氏，钻坚钩深，议论出人意表，嚼秀咀华，落毫成章，医而儒者也。"某曰："士超精神满腹，其读书老而益强，学追年进，术随学长，可谓学术合一矣。"吾观于此书以信某某之言，因将鸣诸天下，而曰运用之妙。自问出学有士超之学，然后士超之术可得而致焉。世之张望侈观不学自欺者，其亦知所警矣哉。

文久二年壬戌秋八月中浣江门盐谷世弘撰

命数篇

何谓命，何谓非命？子夏曰："商闻之矣，死生有命，富贵在天。"盖举夫子言也。孔子曰："君子修道立德，不为困穷而改节。为之者人也，生死者命也。"是夫子语正命也。孟子曰："无之为而为者天也，无之致而至者命也。夭寿不贰，修身以俟之，所以立命也。"君子行法以俟命而已矣，是孟子语正命也。孔子曰："人有三死而非其命也，己自取也。夫寝处不时、饮食不节、逸劳过度者，疾共杀之；居下位而上干其君，嗜欲无厌而求不止者，刑共杀之；以少犯众，以弱侮强，忿怒不类，动不量力，兵共杀之。此三者死非命也，人自取之。若夫智士、仁人将身有节，动静以义，喜怒以时，无害其性，虽得寿焉，不亦宜乎？"孟子曰："知命者，不立于岩墙之下。尽其道而死者，正命也；桎梏而死者，非正命也。"是孔孟语正命与非命也。扬子云曰："或问：'命曰：命者天之令也，非人为也。人为不为命。请问人为。'曰：'可以存亡，可以生死，非命也，命不可避也。'或曰：'颜氏之子、冉氏之孙。'曰：'以其无避，若立岩墙之下，动而征病，行而招死，命乎命乎！'"就此数言观之，则天命、非命之义，了然明矣。

《书》曰："唯天监下民，典厥义。降年有永有不永。非天夭民，民中绝命。"《高宗肜日》。

孔安国曰："言天之下年与民，有义者长，无义者不长。非天欲夭民，民自不修义以致绝命。"世之不中，绝命者能有几？噫！

《大戴礼》曰："人之生，百岁之中，有疾病焉，有老幼焉。"《曾子·疾病篇》。

百岁曰上寿。《列子·杨朱篇》曰："百年寿之大齐。"齐，限也。《杨朱篇》曰："不知崖畔之所齐限。"盖人寿短长皆天也，非人之所得而能也。不由贤愚，不系圣凡，不为尧舜长，不为跖蹻短。彭祖颜渊之相去，谁知其故？唯能修身养性以终天年，谓之正命也。若自酿疾病而致短折，行暴逆而招祸害，谓之非命。故曰形和则无疾，无疾则不夭。《汉书·公孙弘传》。

《论语》曰："伯牛有疾。子问之，自牖执其手，曰：'亡之，命矣夫，斯人也而有斯疾也！'"《雍也篇》。

此杨子所谓"无所避"者。

又曰："季路问事鬼神。子曰：'未能事人，焉能事鬼，敢问死？'曰：'未知生，焉知死？'"《先进篇》。

圣人通死生之故、幽明之变，立神道以设教，其于天道性命鬼神，岂有所不知乎？然其所谓教者，在日用彝伦①之间，学问修为之上也。《论语》曰："子

① 彝伦：常理；常道。

罕言利与命与仁。”《子罕篇》。“夫子之言性与天道，不可得而闻也。”《公冶长篇》。“务民之义，敬鬼神而远之，可谓智矣。”《雍也篇》。是夫子所以不告也。

《史记》曰：“高祖击布时，为流矢所中，行道病。病甚，吕后迎良医，医入见，高祖问医，曰：‘病可治。’于是高祖嫚骂之，曰：‘吾以布衣提三尺剑取天下，此非天命乎？命乃在天，虽扁鹊何益？’遂不使治病。”《高祖本纪》。

高祖起于编户，以马上取天下，非天命岂能然乎？是其死生固系于天，非人力所能，如高祖可谓能达天人之理矣。

《孔丛子》① 曰：“夫死病不可为医。”《嘉言篇》。

又曰：“死病无良医。”《报节篇》。

《盐铁论》曰：“扁鹊不能肉白骨，微、箕不能存亡国也。”《非鞅篇》。

《后汉书》曰：“良医不能救无命，强梁不能与天争。故天之所坏，人不能支。”《苏文传》。

国之存亡，人之死生，有系乎天者，有由乎人者。系乎天者，无可如何；由乎人者，犹可挽而回之。扁鹊曰：“越人不能生死人也。是当自生者，越人使之起

---

① 《孔丛子》：是一部相当于孔家杂记的书，由《孔丛子》《连丛子》《小尔雅》组成。作者、成书年代不详。

耳。”自得于心者，其言皆同。

《战国策》曰：“良医知病人之死生，而圣主明于成败之事。”《秦策》。

知死生，知治不治也。

《荀子》曰：“人主不能不有游观安燕之时，则不得不有疾病物故之变焉。”《君道篇》。

疾病物故者，人之所必有也。然游观无节，安燕过度，以速疾病死亡，非正命也。富贵之人，尤宜慎也。按：死亡曰故。《汉书·苏武传》曰：“士马物故。”注曰：不欲斥言死，但言所服用之物皆已故。《索隐》曰：“魏台问：‘物故何义？’高堂隆答曰：‘物，无也；故，事也。’言死者无所复能于事也。”此说难从。

《说苑》曰：“民有五死，圣人能去其三，不能除其二。饥渴死者，可去也；冻寒死者，可去也；罹五兵死者，可去也。寿命死者，不可去也；痈疽死者，不可去也。饥渴死者，中不充也；冻寒死者，外胜中也；罹五兵死者，德不忠也；寿命死者，岁数终也；痈疽死者，血气穷也。故曰：中不正，外淫作。外淫作者多怨怪，多怨怪者疾病生。故清静无为，血气乃平。”《说丛篇》。

三死者，贤君犹可得而去之。不俟圣人，至数已尽，虽和扁安能起之哉。如痈疽使良医，早从事，未必死也。至血气既穷，精神已竭，假令处疗得当，无验不特痈疽也。外淫怨怪，即六淫蛊惑也。

《潜夫论》曰："与死人同病者，不可生也；与亡国同行者，不可存也。岂虚言哉?!何以知人且病也?以其不嗜食也。何以知国之将乱也?以其不嗜贤也。是故病家之厨，非无嘉馔也，乃其人弗之能食，故遂于死也；乱国之言，非无贤人也，其君弗之能任，故遂于亡也。夫生饣亢粳粱、旨酒甘醪以养生也，而病人恶之，以为不若菽麦糠糟欲清者，此其将死之候也。尊贤任能，信忠纳谏，所以为安也，而暗君恶之，以为不若奸佞阘茸谗谀者，此其将亡之征也。"《思贤篇》。

国非贤能忠谏不治，人非谷肉果菜不能活，其理一也。故国君不任贤能国必亡，病人不欲谷肉命必殒。关尹子曰："人将病也，必先不甘鱼肉之味。"太仓公曰："安谷则过期，不安谷则不及期。"可以见矣。"欲清"疑淡泊之意，"阘茸"无才能之称，见《贾谊传》。"与死"以下四句，见《韩非子·孤愤篇》。《淮南子·说林训》作"与死者同病难为良医，与亡国同道难与为谋"。《文子·上得篇》作"难为忠谋"，王符盖衍其义也。

《吕氏春秋》曰："（桓）公又曰：'常之巫审于死生，能去苛病，犹尚可疑耶?'管仲对曰：'死生命也，苛病失也。君不任其命，守其本，而恃常之巫，彼将以此无不为也。'"《知接篇》。

不任命，贰乎天寿也；不守本，不知修身也。而欲恃巫觋①以全躯命，岂不左乎！

《白虎通》曰："死之为言澌②也，精气穷也。"《崩薨篇》。

人之所以保持性命者，独以有精气也。精气者，谷肉果菜之所生也。《素问·金匮真言论》曰："精者身之本也。"《素问·经脉别论》曰："精气生自谷气。"《素问·平人气象论》曰："人以水谷为本，故人绝水谷则死。"《灵枢·刺节真邪》曰："真气者所受于天，与谷气并而充身也。"人之所以保持性命者，岂非以得精气乎？故虽平人绝水谷即死，以精气澌也，况病人乎？

《论衡》曰："天养物能使物畅至秋，不得延之至春。吞药养性能令人无病，不能寿之为仙。"《道虚篇》。

《素问·五常大政论》曰："药以祛之，食以随之。"苟如此则庶可以毕天数矣？仙，岂药食所能为乎，况辟谷长生乎？苏东坡曰："药能治病而不能养人，食能养人而不能医病。"亦至言也。

又曰："子夏言'死生有命，富贵在天'。言无命者，闻历阳之都，一宿沉而为湖；秦将白起坑赵降卒

---

① 觋：男巫。

② 澌：尽。

于长平之下，四十万众同时皆死……万数之中必有长命未当死之人。遭时衰微，兵革并起，不得终其寿。人命有长短，时有盛衰，衰则疾病，被灾蒙祸之验也。宋、卫、陈、郑同日并灾，四国之民，必有禄盛未当衰之人，然而俱灭，国祸陵之也。故国命胜人命，寿命胜禄命。”《命义篇》

又曰：“历阳之都，长平之坑，其中必有命善禄盛之人。一宿同填而死，遭逢之祸大，命善禄盛不能却也。”《命义篇》。

仲任之论，可谓纤悉矣。然孟子无之为而成者天也，无之致而至者命也，之言尽之。

又曰：“慈父之于子，孝子之于亲，知病不祀神，疾痛不和药。又知病之必不可治，治之无益，然终不肯安坐待绝，犹卜筮求祟、召医和药者，恻痛殷勤冀有验也。既死气绝，不可如何，升屋之危，以衣招复，悲恨思慕，冀其悟也。”《明雩篇》。

和，齐和也；危，屋栋也。《礼记·丧大记》：“升自东荣，中屋履危。”《疏》曰：“践履屋栋高危处。”《史记》：“赵使人谓魏王曰：‘为我杀范痤，吾请献七十里之地。’魏王曰：‘诺。’使吏捕之，围而未杀。痤因上屋骑危，谓使者曰：‘与其以死痤市，不如以生痤市。’”《魏世家》。衣服，精神所寓，故以此招魂也。“悟”“寤”通“觉”也，转为苏醒之义。

又曰："命尽期至，医药无效。"《顺鼓篇》。

此《孔丛子》所谓"死病无良医"也。《执节篇》。

又曰："良医能治未当死之人命，如命穷寿尽，方用无验矣。故时当乱也，尧舜用术，不能立功，命当死矣；扁鹊行方，不能愈病。"《定贤篇》。

又曰："贤君能治当安之民，不能化当乱之世。良医能行其针药使方术验者，遇未死之人，得未死之病也。如命穷病困则虽扁鹊末如之何。夫命穷病困之不可治，犹夫乱民之不可安也。药气之愈病，犹教导之安民也，皆有命时，不可令勉力也。"《治期篇》。

至必死之病，虽良工不能救。若夫凡工不能救，可救者往往毙人于非命，故术不可不慎且修也。程子曰："病卧于床，委之庸医，比之不慈不孝。"医家、病家不可畏且慎耶？

又曰："夫死，病之甚者也。"《论死篇》。

又曰："人病不能饮食，则身羸弱。羸弱困甚，故至于死。"同上。

病之甚者，自不能饮食，是以精气减耗，胃气衰弱，不能运布药气，以抵排邪气，故方用无效。其穷必至于死，是死病之常态，不可如何也已。

又曰："人之所以生者，精气也，死而精气灭。能为精气者，血脉也。人死血脉竭，竭而精气灭，灭而形体朽，朽而成灰土，何以为鬼？"《论死篇》。

“而”犹“则”也，“灭”犹“绝”也。此条与东方朔《骂鬼书》① 其意略同，阮瞻、郁离子②亦不信鬼，是皆好智而不好学之弊也。夫圣人有庙兆之设、祭祀之礼，鬼神何可诬蔑？王充于《解除篇》反复谈鬼，此篇谓“无鬼”，此何言之矛盾？鬼之为祸福，历历有征。子产曰：“鬼有所归不为厉”，可谓知言矣。

王隐《晋书》曰：“郭文举得疫病危困，不肯服药，曰：‘命在天不在药。’”《太平御览·引》。

命在天不在药，固矣。然不服药而委命，过矣。世之愚者多类此，可叹！

《文子》曰：“老子曰：‘人有三死，非命亡焉。饮食不节，简贱其身，病共杀之；乐得无已，好求不止，刑共杀之；以寡犯众，以弱凌强，兵共杀之。’”《符言篇》。

此必泗洙③之遗言，王肃剽袭入于《家语》中，然其辞不如《文子》之简。

---

① 骂鬼书：即《骂鬼文》。

② 郁离子：指刘伯温。《郁离子》是刘伯温的著作。

③ 泗洙：指孔子，因孔子教弟子于泗水和洙水之间。故称孔子为“泗洙”。

养性篇

养生由于修身，修身在于守道。凡人之所以致疾病，罹夭横，未尝不因失此道也。盖不修身养性，徒从其心情，则放僻邪恣，淫溺惑乱，无所不至。故圣人设立礼义以制心情，作为音乐以宣导堙郁①，使人修身养性。无亏殒夭年者，经传所载，诸子所述，历历可见矣。今援其《十一略》解文义以发其意，与圣人之旨同其归者，虽道家之言亦收之，不以人废言也。然“至虚无清净”“恬澹无欲”之说，一切无取焉。

《易》曰：“需于酒食，贞吉②。”《需九五》。《象》曰：“需于酒食，贞吉，以中正也。”

人而贞其于饮食，自无有过失。夫饮食者，人之所资以生也。然如失其节，不特困乱，致中伤，取死亡，其害不可胜言也。故圣王立飨食饮酒之礼以教之，所以导中正也，奉遗体者可不慎乎？

又曰：“噬腊肉遇毒。”《噬嗑六三》。《象》曰：“遇毒，位不当也。”

王弼曰：“处下体之极，而履非其位，以斯食物，

---

① 堙郁：郁结；抑郁。

② 贞吉：谓人能守正道而不自乱则吉。

其物必坚。岂唯坚乎？将遇其毒，'噬'以喻刑人，'腊'以喻不服，'毒'以喻怨生。"如王氏所解，是语不过譬喻耳。然准而言之，人有幼稚老壮，而资质之与腑脏，又各有强弱，故腊脯虽非毒，而或受其害，食之可慎如此。

又曰："君子以慎言语，节饮食。"《颐象》。

王弼曰："言语饮食，犹慎节之，况其余。"

又曰："有孚于饮食，无咎。濡其首，有孚失是。"《未济上九》。《象》曰："饮酒濡首，亦不知节也。"

不知节则有孚，犹失是，况不孚乎？

《书》曰："训有之：内作色荒，外作禽荒。甘酒嗜音，峻宇雕墙。有一于此，未或不亡。"《五子之歌》。

孔安国曰："迷乱曰荒……甘嗜无厌足……此六者，弃德之君，必有其一。有一必亡，况兼有乎！"可移以为养性之法矣。

又曰："唯兹三风十愆，卿士有一于身家，必丧邦；君有一于身，国必丧。"《伊训》。

三风十愆，大之丧国家，小之亡性命，何可不猛省？

又曰："天降威，我民用大乱丧德，亦罔非酒唯行；越小大邦用丧，亦罔非酒唯辜。"《酒诰》。

孔安国曰："天下威罚，使民乱德，亦无非以酒为行者。言酒本为祭祀，亦为乱行。""于小大之国，所用丧亡，亦无不以酒为罪也。"夫百礼之会，非酒不行。酒焉可恶？唯留连沉湎，遂至于此耳。诰瑟之言，其意深哉！

又曰："唯耽乐之从，自时厥后，亦罔或克寿。"《无逸》。

孔安国曰："过乐谓之耽。"唯乐之从，言荒淫以耽乐之故。自是其后，亦无克寿者，世之淫溺惑乱，以死非命者，无不自耽乐训致者。圣人之言，蓍龟不啻，读者思之。

又曰："出入起居，罔有不钦。"《冏命》。

圣人之于修身，虽一事之微，其严如此。

《韩诗外传》曰："能制天下，必能养其民也。能养其民者，为自养也。饮食适乎脏，滋味适乎气，劳佚适乎筋骨，寒暖适乎肌肤。然后气脏平，心术治，思虑得，喜怒时，起居而游乐，事时而用足，夫是之谓能自养者也。"卷三。

佚，不劳也；适，犹安便也。欲养其民者，必当先为自养。犹欲治国家者，先修其身也。养生如此，疾病祸害，将安从来？

《周礼》曰："食医，掌和王之六食、六饮、六膳、百羞、百酱、八珍之齐。"（六食，食，音嗣。）《食医职》。

郑玄曰："和，调也。"按：六食以下，并膳夫所掌医食调和而已。六食，六谷，稌、黍、稷、粱、麦、苽也；六饮，水、酱、醴、酤、医、酏也；六膳，六牲，牛、羊、豕、犬、雁、鱼也；羞，出于六牲及禽兽，以备滋味，谓之庶羞，羞进也；酱，醢醢也。膳夫职醢人，共醢六十瓮；醢人，共醢六十瓮。八珍，淳熬、淳母、炮豚、炮牂、捣珍、渍珍、熬珍、肝膋也。王昭禹曰："齐者调和其味，使多寡厚薄，各适其节也。"又按：六膳，膳夫职。《礼记·内则》有马，无鱼。

又曰："凡食齐视春时，羹齐视夏时，酱齐视秋时，饮齐视冬时。"《食医职》。

郑玄曰："饭宜温，羹宜热，酱宜凉，饮宜寒。"温、热、凉、寒，通四时为言。"视"犹"比"，言四时之齐，和比四时也。王应电曰："五谷食之主，故宜温；羹所以调食，故宜热；酱所以致滋味，故宜凉；饮解渴，故宜寒。"

又曰："凡和，春多酸，夏多苦，秋多辛，冬多咸，调以滑甘。"《食医职》。

郑玄曰："各尚其时，味而甘以成之，犹水、火、金、木之载于土。"贾六彦曰："木味酸属春，火味苦属夏，金味辛属秋，水味盐属冬。各尚其时味者，多一分者也。必多其时味者，所以助时气也。中央土味属季夏，五行以土为尊，五味以甘为上，滑者通利往来，所以调四味，故曰调以滑甘。"王昭禹曰："春令发散多，酸以收之；夏令解缓多，苦以坚之；秋令揫敛①多，辛以散之；冬令坚栗多，咸以软之。”

又曰：“凡会膳食之宜，牛宜稌，羊宜黍，豕宜稷，犬宜粱，雁宜麦，鱼宜苽。”《食医职》。

郑玄曰：“会，成也。谓其味相成。”郑司农云：“稌，粳也。”《尔雅》曰：“稌，稻。”“苽，雕胡也。”贾公彦曰：“凡会膳食之宜者，谓会成膳食相宜之法。”王应电曰：“凡物性有同类，以助其生者；有相待以泄其过者，合食则能益人；有相反而为忌者，合食则能害人。”

又曰：“凡君子之食恒放焉。”《食医职》。

郑玄曰：“放，犹依也。”贾公彦曰：“上六食六饮一经，据共王，不通于下。‘凡食春多酸’以下至‘鱼宜苽’以上，齐和相成之事，虽以王为主，君子、大夫以上亦依之，故云‘恒放’焉。”盖饮食之于人，所系至重，故立食医之职，以掌其事。酒正有酒人、酱人、笾人、醢人、醯人，膳夫有庖人、亨人、内饔、外饔，各守其职，以谨其制。如《内则》所记齐和制造之法，亦可谓详而悉矣，是不特为礼数之备焉。苟齐和失宜，以必有害于性命也。

《礼记》曰：“礼仪也者，人之大端也。所以讲信

① 揫敛：揫，通“揪”。聚集；收敛。

修睦而固人之肌肤之会、筋骸之束也。”《礼运》。

人不由礼义，则放逸惰慢，淫惑溺乱，其不致疾殒生者殆希。

又曰：“仲夏之月……君子齐（通‘斋’）戒，处必掩身，毋躁；止声色，毋或进；薄滋味，毋致和；节嗜欲，定心气。”《月令》。

月令一岁十二月之政令，视时候以授人事也。郑玄曰：“掩，犹隐翳也；躁，犹动也……进，犹御见也；声，谓乐也……‘薄滋味，毋致和’，为其气异，此时伤人……‘节嗜欲，定心气’，微阴扶精，不可散也。”

又曰：“仲冬之月……君子齐戒，处心掩身。身欲宁，去声色，禁嗜欲。安形性，事欲静，以待阴阳之所定。”同上。

郑玄曰：“宁，安也；声，谓乐也。”慎起居声色，节饮食嗜欲，修身养生之道莫切焉。四时皆当如此，而特言之仲夏、仲冬者，举其要也。

《左氏传》曰：“夫礼，天之经也，地之义也，民之行也。天地之经，而民实则之。则天之明，因地之性，生其六气，用其五行。气为五味，发为五色，章为五声。淫则昏乱，民失其性，是故为礼以奉之。”《昭公二十五年》。

淫者，过也。淫则失其性，故制礼防之。

《春秋繁露》曰："君子察物之异，以求天意，大可见矣。是故男女体其盛，臭味取其胜，居处就其和，劳佚居其中，寒暖无失适，饥饱无过平，欲恶审度理，动静顺性命，喜怒止于中，忧惧反之正，此中和常在乎其身，谓之得天地泰。得天地泰者，其寿引而长；不得天地泰者，其寿伤而短。短长之质，人之所由受于天也。是故寿有短长，养有得失，及至其末之，大卒而必雠，于此莫之得离，故寿之为言，犹雠也。"《循天之道篇》。

物之异者，谓物之异于常情也。如男女应适其盛壮，室家之念方动而合之。其或过年，或不及年，均为异常。非欠生育，则因致疾病，非天地生物之意必矣。臭味、居处、劳佚、饥饱，皆得中和，无有过不及。夫人寿长短，固有定分，然养得其道，短者或可引而长；养失其道，长者亦可伤而短。若持其身，如董子所论"中和常在乎其身"，不但尽定分，或可以延乎其外矣。其末之末读如召诰王末有成命，中庸武王末受命之末，指人之末年。雠，犹报也、应也。《诗》曰："无言不报。"《左传》曰："无丧而戚，忧必雠焉。"杜注："雠，对也。"人能养性节欲，则必有报应，天意大可见矣者是也。

又曰："供设饮食，候视疢疾，所以致养也；委身致命，事无专制，所以为忠也。"《天地之行篇》。

供设饮食，选设与疾病相得者也；委身致命，修身俟命也；事无专制，守礼义，秉中和也。“专制”与《吕览·尽数篇》“擅行”同。此条与《荀子·修身篇》《申鉴·俗嫌篇》并观，其义益明。

《论语》曰：“食不厌精，脍不厌细。食饐而餲，鱼馁而肉败，不食；色恶，不食；臭恶，不食；失饪，不食；不时，不食；割不正，不食；不得其酱，不食。肉虽多，不使胜食气。唯酒无量，不及乱。沽酒市脯，不食。不撤姜食，不多食。”《乡党篇》。

精，精凿也。食饐而餲，饭伤热湿而味变也；馁，烂也，败腐也；色恶、臭恶，虽未败而色、臭已变也；失饪，失烹调生熟之节也；不时，谓物非其时也。酱，古者有数种，各有所宜，若不相得，恐有害，故不食也。量，限量也。主客酬酢之间，或不得为限量，然以醉为节，不至困心志、丧威仪也。沽酒市脯，恐有酟酿不正，制造不洁，故不食也。不撤姜食，不多食。人性各有好恶，如屈到嗜芰，曾皙嗜羊枣，但不纵其所嗜，所以为夫子也。一说“撤”“敢”误，“姜”“强”误。言其所不好，固不敢强食，虽所嗜亦不多食也。按：“姜”本作“薑”，以字形似误乎。《吕氏春秋》曰：“凡食无强厚味，无以烈味重酒……凡食之道，无饥无饱，是之谓五脏之葆。”夫饮食能养人，亦能伤人，故圣人致慎其严如此。

《史记》曰："音乐者，所以动荡血脉，通流精神而和正心也。故宫动脾而和正圣，商动肺而和正义，角动肝而和正仁，徵动心而和正礼，羽动肾而和正智。故乐所以内辅正心而外异贵贱也。"《乐书》。

礼乐者，所以养人之德，和人之心志，导之中正也。至汉代礼乐崩坏，不可得而详。子迁搜索遗言，作《礼》《乐》二书，然如此条以五声配五脏，恐非三代之旧也。

《前汉书》曰："桑间、濮上、郑、卫、宋、赵之声并出。内则致疾损寿，外则乱政伤民。"《礼乐志》。

孔子曰："《关雎》，乐而不淫，哀而不伤。"左氏曰："淫则昏乱，民失其性。"淫声之可惧如此。

《国语》曰："厚味实腊毒。"《周语》。

韦昭曰："厚味，喻重禄也。腊，亟也，读若'广'。昔酒焉，味厚者，其毒亟也。"按，《周礼·酒正》"昔酒"，郑注曰："今之酋久白酒。"贾疏曰："《晋语》：'厚味，实昔毒酒，久则毒也。'"又，《郑语》："毒之酋腊者，其杀也滋速。"韦昭曰："精熟为酋，腊极也。"《周语》注："'极'作'亟'。"

《荀子》曰："凡用血气、志意、知虑，由礼则治通，不由礼则勃乱提僈；食饮、衣服、居处、动静，由礼则和节，不由礼则触陷生疾。"《修身篇》。

又曰："人莫贵乎生，莫乐乎安。所以养生乐安者，莫大乎礼义。人知贵生乐安而弃礼义，辟之，是欲寿而殁颈也，愚莫大焉。”《修身篇》。

“勃”与“悖”通。提，缓也。“優”与“漫”同。触陷，触刑陷祸也。荀子以礼义为修身之要，其论精确，深邃有味，后儒以性恶一言概乎排之，非通论也。

又曰：“强本而节用，则天不能贫；养备而动时，则天不能病；修道而不贰，则天不能祸。故水旱不能使之饥渴，寒暑不能使之疾。”《天论篇》。

《荀子·天论篇》至言尤多，非后儒所及也。

《管子》曰：“滋味、动静，生之养也；好恶、喜怒、哀乐，生之变也；聪明、当物①，生之德也。是故圣人齐滋味而时动静，御正六气之变。”《戒篇》。

滋味适可，动静以时，所以养生也。六情无节，必至于淫，淫则沉溺惑乱，疾病随生焉。聪明当物，则不失中和，所以为生之德也。御，控御也。六气，气犹情也。

《盐铁论》曰：“手足之勤，腹肠之养也。”《结和第四十三》。

手足之不勤者，必溺于酒肉，淫于声色。《吕览》以酒肉为烂肠之食。《韩非子·扬权篇》亦曰：“香美

① 当物：谓符合客观事物。

脆味，厚酒肥肉，甘口而疾形。”《韩非子·扬权篇》与此言相发。

《说苑》曰：“君子以礼正外，以乐正内。内须臾离乐，则邪气生矣；外须臾离礼，则慢行起矣。”《修文》。

汉去周未远，三代教法，犹有存者。于今得窥古圣之道者，汉儒之功为多。后儒目以训诂之学，可谓冤矣。

《申鉴》曰：“或问曰：有养性乎？曰：养性秉中和，守之以生而已，爱亲、爱德、爱力、爱神之谓啬，否则不宣，过则不澹。故君子节宣其气，勿使有所壅闭滞底。昏乱百度则生病，故喜怒哀乐思虑，必得其中，所以养神也。寒暄盈虚消息，必得其中，所以养神也。善治气者，由禹之治水也。若夫导引蓄气，历脏内视，过则失中，可以治疾，皆非养性之圣术也。夫屈者以乎伸也，蓄者以乎虚也，内者以乎外也。气宜宣而遏之，体宜调而矫之，神宜平而抑之，必有失和者矣。夫善养性者，无常术，得其和而已矣。邻脐二寸谓之关……关者所以关藏呼吸之气，以禀授四体也。故气长者以关息，气短者其息稍升，其脉稍促，其神稍越。至于以肩息而气舒，其神稍专，至于以关息而气衍矣。故道者常致气于关，是谓要术。凡阳气生养，阴气消杀。和喜之徒，其气阳也，故养性者崇其阳而绌其阴。阳极则亢，阴极则凝；亢则有悔，凝则有凶。夫物不能为春，故候天春而生。人则不然，存吾春而已矣。药者，疗也，所以治疾也，无疾则勿药可也。肉不胜食气，况于药乎？寒斯热，热则致滞，阴药之用也，唯适其宜，则不为害。若已气平也，则必有伤，唯针火亦如之。故养性者，不多服也，唯在乎节之而已矣。”《俗嫌篇》。

爱亲，疑“爱身”误；历，犹练也；内视，心不外驰也；矫，擅也；促，数也。论虽似道家之言，非剿袭①也。“药者，疗也”以下，与吾“古疾医道”全然相符，实为确论，足以破魏晋以降“药饵补养”之说矣。

《韩非子》曰：“天有大命，人有大命。夫香美脆味，厚酒肥肉，甘口而疾形。曼理皓齿，说情而捐精。故去甚去泰，身乃无害。”《扬权篇》。

小软易断之谓“脆”。曼，泽也；理，肤理也。饮食男女，人之大欲存焉。民中绝命，职此之由。《周语》曰：“厚味实腊毒，养生之术，亦莫善于寡欲。”

又曰：“嗜欲无限，动静不节，则痤疽之爪角害之。”《解老篇》。

以痤疽比猛兽，故曰爪角也。《博雅》曰：“痤，

① 剿袭：同“抄袭”。

痈也。”

《吕氏春秋》曰：“肥肉厚酒，务以自强，命之曰‘烂肠之食’。”《本生篇》。

举梃拟面，则按剑而应之，以其将害己也。烂肠之害，岂啻举挺拟面哉。然务以自强，则喜以为爱己，嗜欲之溺人如此。

又曰：“圣人深虑天下，莫贵于生。夫耳目鼻口，生之役也。耳虽欲声，目虽欲色，鼻虽欲芬香，口虽欲滋味，害于生则止。在四官者不欲，利于生者则弗为。由此观之，耳目鼻口，不得擅行，必有所制。譬之若官职不得擅为，必有所制，此贵生之术也。”《贵生篇》。

口鼻耳目，所以养性命之具也。然嗜欲无厌，则以其所以养者反害其生，故欲全其生，必先节四者之欲。欲节四者之欲，必先制其心。仲虺曰：“以义制事，以礼制心。”

又曰：“天生人而使有贪有欲，欲有情，情有节。圣人修节以止欲，故不过行其情也。……俗主亏情，故每动而亡败。耳不可赡，目不可厌，口不可满；身尽府肿，筋骨沉滞，血脉壅塞，九窍寥寥，曲失其宜，虽有彭祖，犹不能为也。”《情欲篇》。

七情者，性之欲也，纵之则昏乱百度以败亡躯命，故圣人立礼义之教以节制之。亏者，毁也。“府肿”与

“腑肿”同，病毒贯盈之状。寥者，空也。九窍寥寥，九窍失职不为用也。曲，犹悉也。为，犹治也。言虽有彭祖之寿，不可治也。

又曰：“天生阴阳、寒暑、燥湿，四时之化，万物之变，莫不为利，莫不为害。圣人察阴阳之宜，辨万物之利，以便生，故精神安于形，而年寿得长焉。长也者，非短而续之也，毕其数也。毕数之务，在于去害。何谓去害？大甘、大酸、大苦、大辛、大咸，五者充形则生害矣；大喜、大怒、大忧、大恐、大哀，五者接神则生害矣；大寒、大热、大燥、大湿、大风、大霖、大雾，七者动情则生害矣。故凡养生莫若知本，知本则疾无由至矣。”《尽数篇》。

五味失和，偏嗜任欲，必害形体；五情无节，六气触冒，必害精神。务去其害，则疾病无由生，能毕其数，此之谓知本也。

又曰：“凡事之本，必先治身，啬其大宝。用其新，弃其陈，腠理遂通，精气日新，邪气尽去，及其天年，此之谓‘真人’。”《先己篇》。

大宝，性命也。节饮食，慎起居，则腠理宣达，九窍通利，新陈代谢，精气日新，邪气不能留滞焉。及者，至天数之限也。

又曰：“昔陶唐氏之始，阴多，滞伏而湛积，水道壅塞，不行其原。民气郁阏而滞著，筋骨瑟缩不达，故作为舞以宣道之。”《古乐篇》。

湛，沉也，原本也。《淮南·坠形训》曰：“黄水三周复其原。”瑟缩，拘急不自如也。舞者所以节八音而行八风也，滞塞可通，瑟缩可畅。不曰乐而曰舞，亦足以观其世矣。

又曰：“饮食居处适，则九窍、百节、千脉皆通利矣。”《开春篇》。

又曰：“凡人三百六十节、九窍、五脏、六腑，肌肤欲其比也，血脉欲其通也，筋骨欲其固也，心志欲其和也，精气欲其行也。若此则病无所居，而恶无由生矣。病之留，恶之生也，精气郁也。故水郁则为污，树郁则为蠹，草郁则为蒉。国亦有郁，主德不通，民欲不达，此国之郁也。国郁处久，则百恶并起，万灾从至矣。”《达郁篇》。

比，密也；通，宣也；固，坚也；和，犹安也；行，流也；恶，慝也。人苟精气流行，肢体坚固，病毒无由生。“蒉”义未详，亢仓子则作“草郁为腐”。按，《淮南子·原道训》曰：“坚强而不鞼。”张湛曰：“音贵，折也。”蒉，疑“鞼”之讹也。此条疾病之原由，治乱之痞胎，议论适切，实为至言。

《淮南子》曰：“喜怒者，道之邪也；忧悲者，德之失也；好憎者，心之过也；嗜欲者，性之累也。人大怒破阴，大喜坠阳，薄气发喑，惊怖为狂。忧悲多恚，病乃成积；好憎繁多，祸乃相随。……是故以中制外，百事不废；中能得之，则外能收之。中之得则五脏宁，思虑平，筋力劲强，耳目聪明，疏达而不悖，坚强而不鞼。”《原道训》。

心术正而思虑平者，情不妄动，故无有大怒以下之失，所以无祸疾也。中者，心也；外者，情也；鞼，折也。

《管子》曰：“起居时，饮食节，寒暑适，则身利而寿命益；起居不时，饮食不节，寒暑不适，则形体累而寿命损。”《形势解》。

《淮南子》曰：“养生以经世，抱德以终年，可谓能体道矣。若然者，血脉无郁滞，五脏无蔚气。”《俶真训》。

血脉无郁滞，五脏无蔚气，则精神内守，肉腠外拒，虽有厉风苛毒，不能侵之。虽道家之言，亦至论也。《家语》“蔚”作“郁”，文字作“拆”。

又曰：“圣人胜心，众人胜欲。君子行正气，小人行邪气。内便于性，外合于义，循理而动，不系于物者①，正气也；重于滋味，淫于声色，发于喜怒，不顾后患者，邪气也。邪与正相伤，欲与性相害，不可两立。一置一废，故圣人损欲而从事于性。目好色，耳

① 循理而动，不系于物者：原书为“循一时而动，不繁于物者”，现据《淮南子·诠言训》改。

好声，口好味，接而说之，不知利害，嗜欲也。食之不宁于体，听之不合于道，视之不便于性。三官交争，以义为制者，心也。割痤疽非不痛也，饮毒药非不苦也，然而为之者，便于身也。渴而饮水，非不快也；饥而大飧，非不澹也。然而弗为者，害于性也。此四者，耳、目、鼻、口不知所取去，心为之制，各得其所。由是观之，欲之不可胜，明矣。凡治身养性，节寝处，适饮食，和喜怒，便动静，使在己者得，而邪气因而不生，岂若忧瘕疵之与痤疽之发而预备之哉！”《诠言训》。

此修身养性之至言要道也。胜，任也，尽也。

又曰：“今夫道者，藏精于内，栖神于心，静漠恬淡，讼缪胸中，邪气无所留滞，四肢节族，毛蒸理泄，则机枢调利，百脉九窍莫不顺比。其所居神者，得其位也，岂节柑而毛修之哉！”《泰族训》。

寡欲而循理者皆然，非独道家而能也。讼，容也；谬，静也。讼缪，《文子·道原篇》作“悦穆似长”。

又曰：“立明堂之朝，行明堂之令，以调阴阳之气，以和四时之节，以辟疾病之菑（灾）。”同上。

又曰：“神清志平，百节皆宁，养性之本也。肥肌肤，充腹肠，供嗜欲，养生之末也。”同上。

寡欲则神志不期而自清平，百度无有昏乱。若夫养小体者，焉知养生之道乎？

《列子》曰："晏平仲问养生于管夷吾。管夷吾曰：'肆之而已，勿壅勿阏。'"《杨朱篇》。

肆者，缓也。肆之而已，心性舒缓，则形体安和，故精气自不壅滞瘀郁也。按，《书·大诰》曰："王曰：'呜呼，肆哉？'孔安国曰：'肆，放也，欲其舒放而不畏缩也。'是亦舒缓之意也。"晏与管相去殆百年，《列子》成于伪撰，此不必辨。

又曰："周谚曰：田父可坐杀。晨出夜入，自以性之恒；啜菽茹藿，自以味之极。肌肉粗厚，筋节𡾋急。一朝处以柔毛绨幕，荐以粱肉兰橘，心痟体烦，内热生病矣。商鲁之君，与田父侔地，则亦不盈一时而惫矣。"同上。

𡾋，音媿，筋急貌。𡾋急，犹云强劲。痟，音渊，烦郁也，通作"焆"，又"悁"也。侔，均也；惫，羸困也。

又曰："若触情而动，耽于嗜欲，则性命危矣。"同上。

"氓之蚩蚩"，不触情而动，任欲而招害者，盖希其得寿者，幸已非数。

《亢仓子》曰："始生之者天地也，养成之者人也。……草郁则为腐，树郁则为蠹，人郁则为病，国郁则百慝并起。"《君道篇》。

《孟子》曰："夫人必自侮，然后人侮之；家必自毁，而后人毁之；国必自伐，而后人伐之。”《离娄篇》。信矣！

庄子曰：“平易恬淡，则忧患不能入，邪气不能袭。”《刻意篇》。

又曰：“君将盈嗜欲，长好恶，则性命之情病矣；君将黜嗜欲，掔好恶，则耳目病矣。”《徐无鬼篇》。

平易恬淡，则心志安和，忧患不入。然非圣人之道也，人固不能断欲，俱以礼义治心情，则自然寡欲，圣人之教为然。如虚无恬澹，槁木死灰之教，非所以施于人间也。掔，音慳。郭注：掔，牢也。按：《正字通》音愆，牵去也，与“黜”字相对，郭注恐非是。

《文子》曰：“老子曰：‘万物之总，皆阅一孔；百事之根，皆出一门。’故圣人一度循轨，不变其故，不易其常，放准循绳，曲因其直，直因其常。夫喜怒者，道之邪也；忧悲者，德之失也；好憎者，心之过也；嗜欲者，心之累也。”《道原篇》。

喜怒以下，修身之要诀，而养生之道寓焉。虽言出于道家，不宜一概废之。

又曰：“昔者之圣王，仰取象于天，俯取度于地，中取法于人，调阴阳之气，和四时之节，察陵陆水泽肥墽高下之宜，以立事生财，除饥寒之患，辟疾疢之灾。’”同上。

“墽”“垸”“硗”通，瘠土也。此条与《淮南子·

泰族训》之义略同。余著《命数》《养性》二篇者，欲人之全性命以终天数也。人情无不爱生恶死者，而舍彼取此，嗜欲害之也。若奉圣贤之教，守道以修身，则焉有疾疢横夭之灾耶？夫人与天地参，岂不知所以永保躯命，而共天职报天意而可乎？

疾病篇

疾之为物，有得于天者焉，有成乎人者焉。成乎人者常多，得于天者常少。虽得于天者，要亦多人之所自致，其义已于《命数》《养性》二篇论之。凡古人论病源，其说纷纷，无有归一。今略辩说其义，以仰来哲是正云。

《韩诗外传》曰："人主之疾，十有二发，非有贤医，莫能治也。何谓十有二发？痿、蹶、逆、胀、满、支、膈、盲、烦、喘、痹、风，此之谓十有二发。贤医治之何？曰：省事轻刑，则痿不作；无使小民饥寒，则蹶不作；无令货财上流，则逆不作；无令仓廪积腐，则胀不作；无使府库充实，则满不作；无使群臣纵恣，则支不作；无使下情不上通，则膈不作；上材恤下，则盲不作；法令奉行，则烦不作；无使下怨，则喘不作；无使贤伏匿，则痹不作；无使百姓歌吟诽谤，则风不作。夫重臣群下者，人主之心腹肢体也。心腹肢体无疾，则人主无疾矣。故非有贤医，莫能治也。人皆有此十二疾，而不用贤医，则国非其国也。《诗》曰：‘多将熇熇，不可救药。’终亦必亡而已矣，故贤医用则众庶无疾，况人主乎?!”卷三。

良相治未乱，良医治未病，其实虽异而理则同。此条论政事得失，形病原、病状处，譬喻极切极妙。“上材”一本作“上振”。国非其国，所以深戒之也。人皆之人，人主也。

又曰：“太平之时，无喑、聋、跛、眇、尪、蹇、侏儒、折短。父不哭子，兄不哭弟，道无襁负之遗育。然各以其序终者，贤医之用也。”同上。

使天下之民，熙熙如登春台者，非得明君贤相之燮理，安能致之哉?

《礼记》曰：“孟春行秋令，则其民大疫。”郑玄曰：“申之气乘之也。七月初杀。”高诱曰：“木仁金杀而行其令，故民多疫疾也。”“季春行夏令，则民多疾疫。”郑玄曰：“未之气乘之也。六月宿直鬼为天尸，时又有大暑也。”高诱曰：“行夏炎阳之令，火干木，故民多疾疫。”“仲夏行秋令，则民殃于疫。”郑玄曰：“大陵之气来为害也。”高诱曰：“非其时气，故民疾疫。”“季夏行春令，则民多风咳。”郑玄曰：“辰之气乘之也。未属巽，辰又参巽位，二气相乱为害。”高诱曰：“春木王，故民多风咳上气也。”“孟秋行夏令，则寒热不节，民多疟疾。”郑玄曰：“疟疾寒热所为也。”高诱曰：“夏火王而行其令，金气火气寒热相干不节，使民疟疾。”寒热所生，今本《礼记》“疟疾”作“疾疫”。“季秋行夏令，则民多鼽嚏。”郑玄曰：“未之气乘之也。六月宿直东井，气多暑雨。”高诱曰：“火金相干，故民鼽窒，鼻不通也。”鼽，读曰“怨仇”之“仇”。“仲冬行春令，则民多疥疠。”郑玄曰：“疥疠之病，孚甲象也。”《吕览》作“疾疠”。高诱曰：“水木相干，故民多疾疠。”“季冬行春令，则民多固疾。”郑玄曰：“生不充性，有久病也。”《月令篇》

政令有失，则脏气必致乖沴，故圣王重之。盖圣人之道，法象天地。礼乐刑政，以至凡百之事，无非奉天道者。使天下之民，得免夭昏札瘥者，以此也。

又曰：“成子高寝疾，庆遗入，请曰：‘子之疾革矣，如至乎大病，则如之何？’”《檀弓篇》。

革者，亟也，急也，变也。《檀弓》：“曾元曰：‘夫子之疾革矣。’”郑玄曰：“‘革’与‘亟’同，谓病进亟也。”

又曰：“秃者不免，伛者不袒，跛者不踊，非不悲也。身有锢疾，不可以备礼也。”《问丧篇》。

铸铜铁以塞隙，谓之锢也，以譬病毒闭塞之状。《月令篇》作“固疾”。《新书大都篇》《西京杂记》并作“痼疾”。“锢”“痼”皆从“固”，病毒固结沉滞不动之义。

《左氏传》曰：“（晋）公疾病，求医于秦。秦伯使医缓为之。未至，公梦疾为二竖子，曰：‘彼良医也，惧伤我，焉逃之?’其一曰：‘居肓之上，膏之下，若我何?’医至，曰：‘疾不可为也。在肓之上，膏之下，攻之不可，达之不及，药不至焉，不可为也。’”《成公十年》。

居肓膏之间，谓病之入深，犹言在骨髓也。非可攻治，故曰不可达者，以针砭达之也。不至者，药力不及也。《申鉴》曰：“夫膏肓近心而处厄，针之不达，药之不中，攻之不可。二竖藏焉，是谓笃患。”

又曰：“叔豫曰：‘国多宠而王弱，国不可为也。’遂以疾辞。方暑，阙地，下冰而床焉。重茧衣裘，鲜食而寝。楚子使医视之，复曰：‘瘠则甚矣，而血气未动。’”《襄公二十一年》。

人罹疾病，则血脉乱而诸症见焉。《论衡·别通篇》曰：“血脉不通，人以甚病。”《中论·考伪篇》曰：“内关之疾”，云云。期日已至，血气暴竭，遭之者不能攻也。今诊之以血气未动，知虽瘠，其非真病，非良工而岂能然哉。按，《扁鹊传》曰：“赵简子疾，五日不知人。扁鹊曰：‘血脉治也，而何怪?’”其意正同。“阙”与“掘”通，穿也。复，反命也。

又曰：“臧孙曰：‘季孙之爱我，疾疢也；孟孙之恶我，药石也。美疢不如恶石。夫石犹生我，疢之美，其毒滋多。’”《襄公二十三年》。

药石，毒药砭石也。美疢即疾疢。其谓恶石者，对美疢云尔。

又曰："晋侯有疾，郑伯使公孙侨如晋聘，且问疾。叔向问焉，曰：'寡君之疾病，卜人曰：实沉、台骀为祟。史莫之知，敢问此何神也？'子产曰：'……此二者，不及君身。山川之神，则水旱疠疫之灾，于是乎禜之；日月星辰之神，则雪霜风雨之不时，于是乎禜之。若君身，则亦出入、饮食、哀乐之事也，山川、星辰之精又何为焉？侨闻之，君子有四时：朝以听政，昼以访问，夕以修令，夜以安身，于是乎节宣其气，勿使有所壅闭湫底，以露其体。兹心不爽，而昏乱百度。今无乃壹之，则生疾。'"《昭公元年》。

祟，《说文》曰："神祸也。"《正字通》曰："凡国家物怪人妖皆曰祟。"《江充传》曰："祟在巫蛊由乖气致戾，人自所召，非神出以警人也。"禜，永定切，又音咏，祭名。《正字通》引《左传》此文曰："《周礼》《春秋》'禜'亦如之。今以子产之言观之，晋侯之疾，百度昏乱，精气壅闭，湫底之所致也。是乃美疢不如恶石者，岂禜祭之所与乎？"湫，集也；底，滞也。露，谓形体羸瘠，筋骨呈露。《列子》曰："口形甚露是也。"爽，明也。《正义》曰："节宣以时。"节宣，散其气也；节，即四时是也。凡人形神有限，不可久用，神久用则竭，形大劳则敝，不可以久劳也。神不用则钝，形不用则痿，不可以久逸也。固当劳逸更遞，以宣散其气。朝以听政，久则疲，疲则易之以访问；访问久则倦，倦则易之以修令；修令久则怠，怠则易之以安身；安身久则滞，滞则易之以听政。以后事改前心，则亦所以散其气也。

又曰："晋侯求医于秦，秦伯使医和视之。曰：'疾不可为也。是谓近女室，疾如蛊。非鬼非食，惑以丧志。良臣将死，天命不祐。'公曰：'女不可近乎?'对曰：'节之。先王之乐所以节百事也，故有五节。迟速本末以相及，中声以降。五降之后，不容弹矣。于是乎有烦手淫声，慆堙心耳，乃忘平和，君子弗听也。物亦如之。至于烦，乃舍也已，无以生疾。君子之近琴瑟，以仪节也，非以慆心也。天有六气，降生五味，发为五色，徵为五声，淫生六疾。六气曰阴、阳、风、雨、晦、明也，分为四时，序为五节，过则为灾。阴淫寒疾，阳淫热疾，风淫末疾，雨淫腹疾，晦淫惑疾，明淫心疾。女，阳物而晦时，淫则生内热惑蛊之疾。今君不节不时，能无及此乎?'出，告赵孟。赵孟曰：'谁当良臣?'对曰：'主是谓矣。主相晋国，于今八年，晋国无乱，诸侯无阙，可谓良矣。和闻之，国之大臣，荣其宠禄，任其大节，有灾祸兴而无改焉，必受其咎。今君至于淫以生疾，将不能图恤社稷，祸孰大焉？主不能御，吾是以云也。'赵孟曰：'何谓蛊?'

对曰：'淫溺惑乱之所生也。于文，皿虫为蛊。谷之飞亦为蛊。在《周易》，女惑男、风落山谓之蛊，皆同物也。'赵孟曰：'良医。'厚其礼而归之。"同上。

蛊，心志惑乱之疾，昏狂失性皆是也。凡贵人之疾，非饮食、劳佚之失，则淫溺惑乱之由，为古今之通患。要皆因大臣苟固禄位，而不纳规谏，阿谀逢迎，以成其恶焉耳。其罪安归？医和之言，真医国之论也哉。慆，慢也；堙，塞也。烦手淫声以慢塞心耳，所以忘平和也。按，《书·汤诰》曰："凡我造邦，无从匪彝。"无即慆淫。孔安国曰："慆，慢也。"无从，非常无就慢，过禁之。

《论语》曰："父母唯其疾之忧。"《为政篇》。

孝子之事亲，无所不至。父母将何忧？唯疾乎，不能保无死，此所以遗父母之忧也。为人子者，如曾子之临终，而后可以无憾矣。

又曰："子之所慎，齐战疾。"《述而篇》。

齐所以事鬼神也，不可不极其诚敬，战国之存亡系焉。故曰：国之大事，在祀与戎。而疾疢也者，死生之所判。此夫子所以尤致慎于三者也。

《释名》曰："疾病者，客气中人急疾也。病，并也，客气并与正气在肤体中也。"《释疾病篇》。

客气，邪气也。谓客气与正气并居，要亦一偏之解耳。

《史记》曰："若君疾，饮食、哀乐、女色所生也。"《郑世家》。

饮食、哀乐、女色能害人杀人，毕竟自取之耳。

《国语》曰："偏而在外，犹可救也；疾自中起，是难。"《晋语》。

外，谓外表、四肢也，疾虽重剧，犹可瘳矣；中，谓腹心，其病系于九脏，重剧则难救治。

又曰："平公有疾，秦景公使医和视之。出曰：'疾不可为也，是谓远男而近女。惑以生蛊，非鬼非食；惑以丧志，良臣不生，天命不佑。若君不死，必失诸侯。'赵文子闻之曰：'武从二三子以佐君，为诸侯盟主，于今八年矣。内无苛慝，诸侯不二，子胡曰良臣不生，天命不佑？'对曰：'自今之谓。和闻之曰：直不辅曲，明不规暗，樛木不生危，松柏不生埤。吾子不能谏惑，使至于生疾。又不自退而宠其政，八年谓之多矣。何以能久？'文子曰：'医及国家乎？'对曰：'上医医国，其次疾人，固医官也。'文子曰：'子称蛊，何实生之？'对曰：'蛊之慝，谷之飞实生之。物莫伏于蛊，莫嘉（善）于谷，谷兴蛊伏而章明者也。故食谷者，昼选男德以象谷明，宵静女德以伏蛊慝。今君一之，是不飨谷而食蛊也，是不昭谷明而皿蛊也。夫文，虫、皿为蛊，吾是以云。'"《晋语》。

为治也。远男而近女，远师传近女色也。鬼，鬼神也。食，饮食也。惑于女以丧其志曰“蛊”。“和闻之……”四句，盖古语也。《西山经》：“其阴多榣木。”郭璞曰：“榣木，大木也。”危，高险也；埤，下湿也。此二句以喻文子不能久保宠禄也，止其淫惑，故曰“医国”。官，犹职也。慝，恶也；蛊，害谷，谷为之飞，犹女色惑人，人生疾疢也。物莫伏于蛊以下，言平公荒淫致疾，以终其义，与《左传》文异而意互相发。孔颖达曰：“志性恍惚，不自知者，其疾名蛊。”以药药人，令人不自知者，今律谓之“蛊”。

《管子》曰：“思索生知，慢易生忧，暴傲生怨，忧郁生疾，疾困乃死。思之而不舍，内困外薄，不蚤为图，生将巽舍。”《内业篇》。

思之而不舍，过虑之谓也，与“思索”不同。太史公曰：“使圣人预知微能，使良医得蚤从事，则疾可已，身可活也。”亦此章之意也。

《潜夫论》曰：“历观前世贵人之用心也，与婴儿等。婴儿有常病，贵人有常祸，父母有常失，人君有常过。婴儿常病，伤饱也；贵人常祸伤宠也。父母常失，在不能已于媚子；人君常过，在不能已于骄臣。哺乳太多，则必掣纵而生痫；贵富太盛，则必骄佚而生过。”《忠贵篇》。

孙思邈曰：“痫者，由乳养失理，血气不和，风邪所中也。病先身热掣纵，惊啼叫唤，而后发痫。凡婴儿之疾，多由乳食失节，不独痫也。”按：常病之常，犹曰必有也。又，管子曰：“食常疾，收孤寡。”《庄子》：“上有大役支离，以有常疾不受功，此谓沉痾废疾。”与此条常病其义自别。

《申鉴》曰：“膏肓纯白，二竖不生，兹谓心宁。省闼清净，嬖孽不生，兹谓政平。夫膏肓近心而处阨，针之不达，药之不中，攻之不可，二竖藏焉，是谓笃患。”《杂言·上篇》。

人君心正则国家治平，心不正则国家坏乱。嬖孽，即二竖也。人君宠嬖孽，则其国必亡。荀悦之言，真人君顶门之一针。禁中曰省，禁门曰闼。

《中论》曰：“斯术之于斯民也，犹内关之疾也。非有痛痒烦苛于身，情志慧然不觉，疾之已深也。然而期日既至，则血气暴竭，故内关之疾，疾中之中夭，而扁鹊之所甚恶也，以卢医不能别，而遘之者不能攻也。”《考伪篇》。

此论与《越绝书·请籴内传》其义全同，诚人君其意深矣。内关之疾，见《史记·仓公传》①。

《易林》曰：“六艺之门，仁义俱存。镃基逢时，尧舜为君。伤寒热温，下至黄泉。”《蹇之否》。

伤寒之名，见于儒书，此为始。《汉书·崔实传》

① 《史记·仓公传》：即《史记·扁鹊仓公列传》。

曰："熊经鸟伸，虽延历之术，非伤寒之理。"人或以此为始者，误也。热温，热病、温病也。

《墨子》曰："墨子病，洗鼻问曰：'先生以鬼神为明，福善祸恶，今先生圣人也。何故病？'墨子曰：'人之所得于病者多方，有得之寒暑，有得之劳苦，今有百门而闭其一，贼何处不入？'"《公孟篇》。

病有受于外，有发于内，二者皆有感应于己者，而发为万病。为感应者，非郁毒则精虚也。

《吕氏春秋》曰："流水不腐，户枢不蝼，动也。形气亦然，形不动则精不流，精不流则气郁。郁处头则为肿为风，处耳则为挶为聋，处目则为䁾为盲，处鼻则为鼽为风窒，处腹则为张为府，处足则为痿为蹷。轻水所多秃与瘿人，重水所多尰与躄人，甘水所多好与美人，辛水所多疽与痤人，苦水所多尪与伛人。凡食无强厚，味无以烈味重酒，是以谓之疾首。食能以时，身必无灾。凡食之道，无饥无饱，是之谓五脏之葆。口必甘味，和精端容，将之以神气。百节虞欢，咸进受气，饮必小咽，端直无戾。今世上卜筮祷祠，故疾病愈来，譬之若射者，射而不中，反修于招，何益于中？夫以汤止沸，沸愈不止，去其火则止矣。故巫医毒药，逐除治之，故古之人贱之也，为其末也。"《尽数篇》。

肿，头疡也；风，头风也。聋，《释名》云笼也，如在蒙笼，以听不察也。揭，土举也，义与“聋”同。瞹，目不明也，义与“昧”同。齅，齆鼻不闻香臭也；窒，鼻塞不通也。张，膨胀也；府，与“腑”同，水肿也。尰，与“瘇”“尰”“𩪘”同，足肿也。痤，痈也；尪，曲胫也；伛，伛偻也。疾首，犹曰病原也。葆，古“宝”字，《史记·鲁世家》：“毋坠天之降葆命。葆命，即宝命也。”《素问》有《宝命全形论》，宝命、全形相对，谓宝重其命。和精，调和精神也。端容，端正容仪也。将养也，又奉行也。受气之气谓神气，神气即精气也。招，标的也，夫卜筮祷祠，所以避祸求福也。然修养之不慎，徒务卜筮祷祠，果何益？精郁则为毒，毒之所在，病必生焉。其发也，或自外而触冒，或自内而感动，病之已成，千状万态，不可端倪，然如其大本不外于此，实千古不易之论。组以水之轻重甘辛，论疾不足信据。

《论衡》曰：“痈疽之发，亦一实也。气结阏积，聚为痈，溃为疽创，流血出脓，岂痈疽之所发，身之善穴哉？营卫之行遇不通也。”《幸遇篇》。

营卫，气血之别称也。气血留滞郁阏，必成废瘀，为痈为疽，势之所必至也。痈者毒外漏，故曰溃；疽者毒内陷，故曰创。二者固为大患，然毕竟郁毒致溃败者，以故治法中肯綮，则可转祸为福，此方伎所以为生生之具也。

又曰："人伤于寒，寒气入腹，腹中素温，温寒分争，激气雷鸣。"《雷虚篇》。

腹中素有寒饮者，或自外而感，或自内而动，必为雷鸣，为腹痛，为逆满呕吐，为痞硬下利。如拟其治法，属寒者附子粳米汤、人参汤、大建中汤之类；属热者，半夏泻心汤、生姜泻心汤之类，宜随其证。今仲任①以此直为寒气入腹之所致者，误矣。

又曰："气不通者，强壮之人死，荣华之物枯。……血脉不通，人以甚病。夫不通者，恶事也。"《别通篇》。

血脉流通，和煦如春。精神内守，则病无由生。百疾千病，皆自精气亏虚菀阏生，其穷至血脉闭塞以致死。若悟此理，可以养性，亦可以除病。

《西京杂记》曰："高祖初入咸阳宫，周行库府……有方镜广四尺，高五尺九寸，表里洞明。人直来照之，影则倒见，以手扪心而来，则见肠胃五脏，历然无碍。人有疾病在内，掩心而照之，则知病之所在。"卷三。

《扁鹊传》曰："言疾之所在。"《素问·三部九候论》曰："何以知病之所在？"《调经论》曰："其病所居，随而调之。"《灵枢·卫气失常》曰："候病之所在。"古人疗法以诊得病之所在为要。《西京杂记》伪托葛稚川者也，然古言间存可喜，历然明貌。

① 仲任：《论衡》的作者是王充。王充，字仲任。

《列子》曰："秦人逢氏有子，少而惠，及壮而有迷罔①之疾，闻歌以为哭，视白以为黑，飨香以为朽，尝甘以为苦，行非以为是。意之所之，天地四方，水火寒暑，无不倒错。杨氏告其父曰：'鲁之君子多术艺，将能已乎？汝奚不访焉？'其父之鲁，过陈，遇老聃，因告其子之证。"《周穆王篇》。

《太平御览》引此条。惠，作"慧"，"惠""慧"通。《汤问篇》曰："甚矣，汝之不惠。"《论语》曰："好行小惠。"《越绝书》曰："惠种生贤，痴种生狂。"《汉书·昌邑王传》曰："清狂不惠。"陆机《吊魏武帝文》"知惠不能去其恶"；韩非《说林》"惠子"作"慧子"，可以征矣。慧，晓解也，正者为德慧；早见事几者为智慧；任机械者为小慧，迷罔失心也，此固寓言耳。然犹足见古人疗病，专随证以为治矣。《列子·仲尼篇》："龙叔谓文挚曰：'子之术微矣。吾有疾，子能已乎？'文挚曰：'唯命所听。然先言子所病之证。'"亦是。

治术篇（上）

医之为术，自古有其法，仲景氏蒐罗论述，以立

---

① 迷罔：精神失常。

规矩准绳。学者变而通之，活而运之，则可制万病于掌握矣。如经传诸子言医事，不过假以论国政，谈养性耳，然其言古奥深邃，与后世医流浮空烦琐之论，判然不同矣。学者诵而则之，化而裁之，则裨益吾道，盖非浅少也。

《易》曰："无妄之疾，勿药有喜。"《无妄九五》。《象》曰："无妄之药，不可试也。"

王弼曰："药攻有妄者也，而反攻无妄，故不可试也。药攻有妄，可以见古者疗病之法矣，试用之。"

又曰："损其疾，使遄有喜，无咎。"《损六四》。

王弼曰："疾何可久？故速乃有喜。损疾以离其咎，有喜乃免，故使速乃有喜，有喜乃无咎也。"《楚语》曰："谁无疾眚，能者早除之。"亦此意也。

《书》曰："若药弗瞑眩，厥疾弗瘳。"《说命》。

《说命》本属伪书，然《楚语》一引之，《孟子》再引之，《王符》三引之，则为古《尚书》之文明矣。按，《申鉴》曰："或问：'厉志？'曰：'昔殷高宗能葺其德，药瞑眩以瘳疾。药瞑眩以瘳疾，即厉志以修德也。'"葺，《说文》曰："修补也。"

又曰："树德务滋，除恶务本。"《泰誓》。

孔安国曰："立德务滋长，去恶务除本。"言纣为天下之恶本，此剽窃《左传》伍员之语者，然养性疗疾，理亦如此。

《周礼》曰："医师掌医之政令，聚毒药以共医事。"《天官冢宰·下》。

郑玄曰："毒药，药之辛苦者。药之物恒多毒。"孟子曰："若药不瞑眩，厥疾不瘳。"

刘彝曰："医之政，谓物产之宜。采取之候，治炼之方，攻疗之制，悉预知之，然后可以共医事。"

逸按：药者偏性之物也，偏性之物皆有毒。毒虽有酷薄大小，药无非毒者。毒即能，能即毒。毒者药之性也，能者药之才也。其能万不同者，以毒万不同也。毒万不同者，以性之偏也，故勿论草木、金石，凡可以供治疾之用者，总谓之毒药，不特辛苦物也。"毒药"字见于《素问·异方法宜论》《素问·移精变气论》《素问·宝命全形论》《素问·汤液醴醪论》《素问·脏气法治论》《素问·示从容论》《素问·疏五过论》《灵枢·九针十二原》，通篇又见于《墨子》《鹖冠子》《吕览》《淮南子》《刘子新论》《史记》《前汉书》等，其义详于拙著《橘黄医谈》。

又曰："凡邦之有疾病者，有疕疡者，造焉，则使医师分而治之。"同上。诸本脱下"有"字，今从唐石经①

① 唐石经：开成石经，唐代的十二经刻石，又称"唐石经"。

及宋·王与之①《订义》本。

郑玄曰：“疕，头疡，亦谓秃也。身伤曰疡。分之者医各有能。”

方苞曰：“《疾医职》曰：‘凡民之有疾病者，分而治之。’而此职曰邦。盖虽统万民，而以王宫百官府为主也，以是推之，则王后、世子、公孤、六卿之病，必医师亲治可知矣。”

逸按：职虽分四，食医唯掌饮食，其职近于膳宰；兽医不与人相干，毕竟疾、疡二科耳。至治疗之法，虽疾医不可不通疡科之伎，疡科亦不可不知疾医之术，然各修其业，以守其职，故分而治之耳。贾公彦云：“疾医知疾而不知疡，疡医知疡而不知疾。”泥矣。

又曰：“岁终则稽其医事以制其食，十全为上，十失一次之，十失二次之，十失三次之，十失四为下。”同上。

郑玄曰：“食，禄也。全，犹愈也。以失四为下者，五则半矣，或不治自愈。”

王安石曰：“郑氏谓：‘全，犹愈也。’人之疾固有不可治者，苟知不可治而信，则亦全也，何必愈？”

王昭禹曰：“晋侯有疾，医缓曰：‘疾不可为也，在肓之上，膏之下。’公曰：‘良医也。’晋公果卒。”

---

① 王与之：南宋学者，温州乐清（今属浙江）人，字次点，号东岩。著有《周礼订义》。

逸按：稽《医事医师通考》疾医、疡医等终年之案记，观治疗议论之当否失得，以制食禄也。《疾医职》云："死终则各书其所以，而入于医师。"是也。十全非治，十得十也，谓治法十全，无失误也。夫治之与不治，虽由伎之巧拙，病有难易，时有得失，且死生命也。虽良工不能起死者，苟治法十全而死，是孟子所谓"尽其道"者，"莫非命也"。程伊川曰："周官医以十全为上，非谓十人皆愈为上，若十人不幸皆死，病则奈何？但知可治不可治者，十人皆中，即为上。"

上三节，言医师职掌政令。

又曰："疾医掌养万民之疾病。四时皆有疠疾，春时有痟首疾，夏时有痒疥疾，秋时有疟寒疾，冬时有嗽上气疾。"同上。

郑玄曰："疠疾，天气不和之疾。痟，酸削也；首疾，头痛也。嗽，咳也；上气，喘逆也。"《五行传》曰："六疠作见。"

逸按：流行之疾，古称之疠疾、疫疠、疾疫，此条特就其多者言之，非谓年年四时如此也，读者宜不以辞害意矣。

郑玄曰"痟，酸削也"，而不释其状；贾疏①、王

① 贾疏：唐·贾公彦《周礼义疏》。

解①亦不解其义。予别有考：六疠，六气之沴也。

上一节，论疠疾所以行。

又曰："以五味、五谷、五药养其病。"同上。

郑玄曰："养，犹治也。病由气胜负而生，攻其羸，养其不足者，五味，醯、酒、饴蜜、姜、盐之属；五谷，麻、黍、稷、麦、豆也；五药，草、木、虫、石、谷也。其治合之剂，则存乎神农、子仪之术云。"

逸按：人之生疾感邪，或由精气郁遏，或因精气亏虚。故精气充盈宣通者，瘀浊不生，癥癖不结，是以内患无由而生，外邪不能得而侵焉。与《孟子》所谓"人必自侮，然后人侮之；家必自毁，而后人毁之；国必自伐，而后人伐之"，正一理也。至疾病已成，则精气益致衰亡。《素问·评热论》曰："邪之所凑，其气必虚。"《玉机真脏论》曰："邪气胜者，精气衰也。是故假饶以药攻病，不饮食养之，精气焉得保续旺复乎。"《五常政大论》曰："药以祛之，食以随之。"《脏气法时论》曰："毒药攻邪，五谷为养，五果为助，五畜为益，五菜为充。"可见药食相须，而后病可得而治，精可得而复矣，是经文所以"养"字括之也。郑玄特云"疾由气胜负而生者"，误矣，药不止五类，而云五药者，其概耳。

---

① 王解：宋·王昭禹《周礼详解》。

又曰："以五气、五声、五色视其死生。"同上。

郑玄曰："三者剧易之征见于外者：五气，五脏所出气也，肺气热，心气次之，肝气凉，脾气温，肾气寒；五声言语，宫、商、角、徵、羽也；五色面貌，青、赤、黄、白、黑也。察其盈虚休王，吉凶可知。审用此者，莫若扁鹊、仓公。"

逸按：气谓气息亢脱盛衰，色谓面目、四体润泽惨悴，声谓言语、声音清浊低昂，正错三者剧易之征，见于外者，可以断吉凶，推生死矣。视犹察也，不曰"知"而曰"视"，古义为然。《素问·玉机真脏论》曰："形气相得，谓之可治；色泽以浮，谓之可已。"《阴阳应象大论》曰："善诊者，察色按脉，先别阴阳。审清浊而知部分；视喘息，听声音而知所苦；观权衡规矩，而知病所主。"郑玄云："五气五脏所出，五色青、赤、黄、白、黑，五声宫、商、角、徵、羽。"泥矣。凡如云五味、五谷、五药、五毒，亦皆概举大略耳，不可拘执。

又曰："两之以九窍之变，参之以九脏之动。"同上。

郑玄云："两参之者，以观其生死之验；窍之变谓开闭非常，阳窍七，阴窍二。脏之动，谓脉至与不至。正脏五，又有胃、膀胱、大肠、小肠。脉之大候，要在阳明寸口，能专是者，其秦和乎？岐伯、榆柎①，则兼彼数术者。”

逸按：两参之者，气色与声，其候在外，如九窍之变证涉于表里。九脏据于胸腹，故至九脏之动，其候一于里，起毙系于此，治不治判于此。盖气色、声音、九窍之失常，皆疾病扰乱九脏之所致也，故已验之表，又征之里，回互错综，而后控制治之，术可得而施矣，此医之所赞化育也。阳明卫阳，一名趺阳。寸口大渊，切按可以决腑脏动否矣。张湛曰：“疼疴结于脏腑，疾病散于肌体者，必假脉诊以察其盈虚，投药石以攻其所苦。”亦此义也。

下四节，言疾医治法。

又曰：“凡民之有疾病者，分而治之，死终则各书其所以而入于医师。”同上。

郑玄曰：“少者曰死，老者曰终。所以谓治不愈之状也，医师得以制其禄，且为后治之戒。”

逸按：疾医、疡医，各录其治疗无效之状，而入于医师。医师观施设之精粗，得失而进退之，教督之，以勉励之也。所以，所为也。详见《经》《传》释词。

上一节，复言医之政令以结之。

又曰：“疡医掌肿疡、溃疡、金疡、折疡之祝药劀

① 榆柎：同“俞跗”，黄帝时的良医名字。

杀之剂。”同上。

郑玄曰：“肿疡痈而上生创者，溃疡痈而含脓血者，金疡刃创也，折疡踠跌者。祝，当为“注”，读如注，病之注声之误也。注谓“附著”。药劀，刮去脓血；杀，谓以药蚀其恶肉。”

逸按：肿疡谓肿痛含脓者；溃疡谓溃烂腐蚀不止者，如附骨疽、瘘疮结毒是也；金创折伤，亦有成脓者，故又谓之疡。疡、创、疮义同。郑玄曰：“注谓附著药。”按：附著之药，有消散漫肿者，有柔和焮痛者，有围固疮边者，有蚀恶肉破顽毒者，敷药、膏药皆然。意者古昔治法亦当然也，而不言者，含在中耳。

又曰：“凡疗疡以五毒攻之。”同上。

郑玄曰：“止病曰疗，攻治也。五毒，五药之有毒者。今医方有五毒之药，作之，合黄堥，置石胆、丹砂、雄黄、礜石、磁石其中，烧之三日三夜，其烟上著，以鸡羽扫取以注创，恶肉、破骨则尽出。”

逸按：此条，专就脓溃者、腐蚀者言之。

又曰：“以五气养之，以五药疗之，以五味节之。”同上。

郑玄曰：“既刮杀而攻尽其宿肉，乃养之也。五气，当为‘五谷’字之误也。节，节成其药之力也。”

逸按：上条言外施之术，此条言内治之法，祛病养精之道尽矣。

上三节，言疡医治法。

又曰：“凡药之酸养骨，以辛养筋，以咸养脉，以苦养气，以甘养气，以滑养窍。”同上。

郑玄曰：“以类相养也。酸，木味，木根立地中似骨；辛，金味，金之缠合异物似筋；咸，水味，水之流行地中似脉；苦，火味，火出入无形似气；甘，土味，土含载四者似肉；滑，滑石也，凡诸滑之物，通利往来如窍。”

王昭禹曰：“《素问》酸收、辛散、咸软、苦坚、甘缓。夫肉以骨为体，骨收则强，故以酸收之；肉以筋为节，节散则不挛，故以辛散之；脉所以行血脉，软则和，故以咸软之；气所以充体气，坚则实，故以苦坚之；肉缓则不壅，故以甘缓之；窍利则不滞，故以滑利之。”此说似优。

上一节，言疾医、疡医用药之法。

《韩诗外传》曰：“扁鹊过虢，侯世子暴病而死。扁鹊造宫曰：‘吾闻国中卒有壤士之事，得无有急乎？’曰：‘世子暴病而死。’扁鹊曰：‘入言郑医秦越人能治之。’庶子之好方者出应之，曰：‘吾闻上古医曰弟父。弟父之为医也，以莞为席，以刍为狗，北面而祝之，发十言耳。诸扶舆而来者，皆平复如故，子之方岂能若是也？’扁鹊曰：‘不能。’又曰：‘吾闻中古之为医者，曰俞跗。俞跗之为医也，搦木为脑，芷草为躯，吹窍为脑，死者复生，子之方岂能如是乎？’扁鹊曰：‘不能。’中庶子曰：‘苟如子之方，譬如以管窥天，以锥刺地，所窥者大，所见者小；所刺者巨，所中者少。如子之方，岂足以变童子哉？’扁鹊曰：‘不然。事故有昧投而中蚊头，掩目而别白黑者，夫世子病所谓尸蹶者，以为不然。试入诊，世子股阴当温，耳焦焦如有啼者声。若此者，皆可活也。’中庶子遂入诊世子以病报，虢侯闻之，足跣而起至门曰：‘先生远辱幸临，寡先生幸而治之，则粪土之息，得蒙天地载，长为人；先生弗治，则先犬马填壑矣。’言未卒而涕泣沾襟。扁鹊入，砥针砺石，取三阳五轮为先，轩之灶八拭之。阳子同药，子明灸阳，子游按摩，子仪反神，子越扶形，于是世子复生。天下闻之，皆以扁鹊能起死人也。扁鹊曰：‘吾不能起死人，直使夫当生者起，死者犹可药，而况生乎？悲夫！罢君之治，无可药而息也。’《诗》曰：‘不可救药，言必亡而已矣。’”卷十。

与《史记·扁鹊传》所记颇有异同，其义则于《扁鹊传》解之。“死者犹可药”以下，韩氏《伤时政》之言也。

《礼记》曰：“君有疾饮药，臣先尝之；亲有疾饮药，子先尝之。医不三世，不服其药。”《曲礼（下）》。

饮，服也；尝，犹试也。孔颖达曰：“父子相承，至三世，是慎物调剂矣。”吴大伦曰：“医三世治人多矣，用物熟矣，功已试而无疑，然后服之，亦谨疾之至也。”方悫曰：“医之苟非祖、父、子、孙传业，则术无自而精。术之不精，可服其药乎?”

逸按：古者巫医世业，而又有医师督课黜陟之，故传世久者，其业必精，且古无医籍，其有者父以传子，子以传孙，故世业至三可知其技之精。不特医，《周礼》保章氏、冯相氏等阴阳星历之类，凡以技成家者，皆令世其业。“医不三世，不服其药”，以此也。后世医籍日多，故虽非世业，亦有独造之人，人或因疑此条未深考耳。

又曰：“凡执技以事者：祝、史、射、御、医、卜及百工。凡执技以事上者，不贰事，不移官，出乡不与士齿。”《王制》。

凡百技术，非自少至老，一意专心攻其事，不能至其极，所以不移官也。然人之才能各不同，有长于彼而短于此者，有巧乎此而拙乎彼者。是以相传之技不必巧，首唱之业不必拙，要在其人。夫子所以畏来者也。

《左氏传》曰：“树德莫如滋，去疾莫如尽。”《哀公元年》。

树，树植也。言欲树德者，当务蕃滋；犹欲去疾者，期于除尽。其理相反，而意反切。与下条“使医除疾，而曰必遗类焉者，未之有也”，其义相发。

又曰："吴将伐齐，越子率其众以朝焉，王及列士皆有馈赂。吴人皆喜，唯子胥惧，曰：'是豢吴也夫！'谏曰：'越在，我心腹之疾也。壤地同而有欲于我。夫其柔服，求济共欲也，不如早从事焉。得志于齐，犹获石田也。无所用之，越不为沼，吴其泯矣。使医除疾，而曰必遗类焉者，未之有也。'"《哀公十一年》。

外顺内忌，饵之以利。曰：豢腹心之疾，虽轻不可忽也，况其重者乎？石田，硗确①也。

《春秋繁露》曰："子曰：'人而不曰如之何、如之何者，吾末如之何也已矣。'故匿病者不得良医，羞问者圣人去之。"《执贽篇》。

有匿病者，有忍疾者，是不特终身不能脱病患，或至于死，岂不愚乎？《楚语》曰："谁无疾眚，能者早除之。"

《论语》曰："康子馈药，拜而受之。曰丘未达，不敢尝。"《乡党篇》。

孔安国曰："未知其故，故不敢尝，礼也。"物茂卿曰："馈毒于人令死，古者谓之馈药焉，是所以无馈药之礼也。孔子之时，礼失俗变，贵人问疾，或馈之药，时人亦必尝之，依赐食之礼也，皆非礼也。"

《方言》曰："凡饮药传药而毒，南楚之外谓之

① 硗确：指土地坚硬瘠薄，不肥沃。

瘌；北燕朝鲜之间谓之痨；东齐海岱之间谓之眠，或谓之眩；自关而西谓之毒。瘌，痛也。”卷三。

药也，逐病也，无不瞑眩，此其所以为药也。后人惧瞑眩，甚于疾病，而笃癃大患，尚且欲以平淡泛杂之剂治之，终使可生者毙，可不深思耶？

《史记》曰：“毒药苦于口，利于病；忠言逆于耳，利于行。”《范雎传》。

《前汉书·淮南王传》《张良传》并同。《家语·六本篇》《韩非子·外储说传》《说苑·敬慎篇》，俱作“良药”。良以药能言，毒以药性言。毒即能，能即毒。以毒药攻病毒，所以瞑眩而疾愈也。三代医法为然，秦汉以降，道家长生延年之说混于疾医，始有不老久视之方、补虚益气之药，千岁之下往而不返，虽卓绝之士尚不能脱其窝窟，可不叹哉！

又曰：“语有之矣，貌言华也，至言实也，苦言药也，甘言疾也。夫子果肯终日正言，鞅之药也。”《商君列传》。

此即上条“毒药利于疾”之义，与臧孙“美疢”“恶石”之言，其意正同。

又曰：“扁鹊者，勃海郡郑人也。徐广曰：“‘郑’当作‘鄚’。”姓秦氏，名越人。少时为人舍长，舍客长桑君过，扁鹊独奇之，常谨遇之。长桑君亦知扁鹊非常人也，出入十余年，乃呼扁鹊私坐。间与语曰：‘我有禁方，欲传与公，公毋泄。’扁鹊曰：‘敬诺。’乃出其怀中药予扁鹊，饮之以上池之水，三十日当知物矣。乃悉取其禁方书，尽与扁鹊，忽然不见，殆非人也。扁鹊以其言饮药，三十日视见垣一方人，以此视病，尽见五脏症结，特以诊脉为名耳！重其授受，以贵其方法；神其人以奇其术。方技、方术，诸传皆然。是史家常态，注家欲实其事，回护旁搜为说，可谓迂矣。为医或在齐，或在赵。在赵者“者”犹“日”名扁鹊。当晋昭公时，诸大夫强而公室弱。赵简子为大夫，专国事。简子疾，五日不知人，大夫皆惧，于是召扁鹊。扁鹊入视病，出。董安于问扁鹊。扁鹊曰：‘血脉治也，而何怪？昔秦穆公尝如此七日而寤。寤之日告公孙支与子舆曰：我之帝所甚药，吾所以久者，适有所学也。帝告我，晋国且大乱，五世不安其后，将霸，未老而死。霸者之子且令而国男女无别，公孙支书而藏之秦策，于是出。夫献公之乱、文公之霸，而襄公败秦师于殽，而归纵淫，此子之所闻。今主君之病与之同，不出三日必间，间必有言也。’居二日半，简子寤，语诸大夫曰：‘我之帝所甚乐，与百神游于钧天广乐，九奏万舞，不类于三代之乐，其声动心。有一熊欲援我，帝命我射之，中熊，熊死。有罴①来，我又射之，中罴，

① 罴：棕熊。

罴死。帝甚喜，赐我二笥，皆有副。吾见儿有帝侧，帝属我一翟犬，曰及而子之壮也，以赐之。帝告我，晋国且世衰，七世而亡，嬴姓将大败周人与范魁之西，而亦不能有也。’董安于受言，书而藏之，以扁鹊言告简子，简子赐扁鹊田四万亩。”《扁鹊仓公列传》。

此条文士修饰之言，不足为模范也。唯“血脉治也，而何怪”七字，可以为疾医之规则焉。夫人身不过气血也，故气血之宣闭治乱，可以断疾之轻重、治不治矣。《左传·襄公二十一年》：“楚子使医视叔豫，复曰：‘瘠则甚矣，而血气未动。’”《论衡·别通篇》曰：“血脉不通，人以甚病，是可以见其义矣。虢太子破阴绝阳之色已发，脉乱犹且得活，故血脉治者，虽笃患必生。诊处之间，可痛着眼于此以下手。”

又曰：“扁鹊过虢，虢太子死。扁鹊至虢宫门下，问中庶子喜方者，曰：‘太子何病？国中治穰过于众事。’《正义》曰：“中庶子，古官号也。”《后汉书·百官志》云：“太子中庶子六百石。”注：职如侍中。治穰，修穰祀也。《说文》磔穰祀除疠殃也。徐曰：“穰之为言攘也。”《左传·昭公二十六年》：“齐侯穰彗。晏子曰：‘天之有彗，以除秽德也。君无秽德，又何穰焉？若德之秽，穰之何损。’”《史记·齐世家》：“彗星见……晏子曰：‘……百姓苦怨以万数，而君令一人穰之，安能胜众口乎？’”中庶子曰：‘太子病，血气不时交错，而不得泄，暴发于外，则为中害。精神不能止邪气，邪气蓄积而不得泄，是以阳缓而阴急，故暴蹷而死。'"交错"犹言"错行"也。郁毒抑遏，则气血不能错行，故邪气侵入，而精气不能拒止邪气，邪气蓄积，内外郁闭，以发暴蹷也。阳缓阴急，犹云外虚内实也。蹷、蹶、厥、瘚义同，气逆也。《韩诗外传》作"瘚"，曰："无使小民饥寒，则瘚不起。"扁鹊曰：'其死何如时？'"何如"犹曰"几何"，其可生不可生，盖在于此。曰：'鸡鸣至今。'曰：'收乎？'收，谓棺敛。曰'未也。其死未能半日也。'扁鹊于是决其可生。言言，使中庶子报虢君也：'臣齐勃海秦越人也，家在于郑。按：郑，当作"鄚"。未尝得精光侍谒于前也。精光，颜色也。"精光"之上，当添"拜"字看。闻太子不幸而死，臣能生之。'扁鹊闻中庶子言，知其可救，是不出千里而决者。中庶子曰：'先生得无诞之乎？诞，大言也，谓欺之。何以言太子可生也？臣臣，《说苑》作"吾"。闻上古之时，有俞跗，应邵曰："黄帝时医也。"治病不以汤液醴酾，汁滓相将曰醴，而去滓漉曰酾。镵石、桥引、案机、毒熨，镵石，镵针、砭针也。桥，"挢"误，挢、矫、蹻通。挢引，矫揉强急而导引之也。机，"扤"误。扤，动摇也。《诗·小雅·正月篇》："天之扤我。"毛苌曰："扤，动也。案扤，按摩闭滞而动摇之也。"《素问·异法方宜论》曰："其病多痿厥寒热，其治宜导引按跻。"《太素》作"按矫毒熨"。见《素问·寿夭刚柔篇》"以毒药熨帖病处也"。一拨见病之应。因五脏之输，拨，谓开衣。见，犹曰知应病之表候也。《灵枢·九针十二原篇》曰："睹其应而知五脏之害是也。"及割皮解肌、诀脉结筋、搦髓脑、揲荒爪幕，诀、决通；搦，按也；揲，阅持也。或曰荒、肓同，膈也。爪，荒之下体误分也。幕、膜同，《说苑》作“束肓”。莫肓膜见《素问·痹论》“割”“解”“诀”“结”“搦”“揲”六字，形容譬喻极奇，下文“湔浣”“漱涤”“练”“易”亦然。湔浣肠胃，漱涤五脏，练精易形，《素问·汤液醪醴论》曰：“疏涤五脏，故精自生，形自盛。骨肉相保，巨气乃平。是虽非急病，治法理则同，肠胃五脏互言耳。”先生之方方，言术也。能如是，则太子可生也。不能若是，而欲生之，曾不可以告咳婴之儿。’终日，曾，乃也；咳，读为孩。不可终日，谓暂时被厌苦。言“婴儿无知”，犹喻其诈也。扁鹊仰天叹曰：‘夫子之为方也，若以管窥天，以郄视文。以中庶子之论为管隙之见，所以夺其胆也。越人之为方也，不待切脉、望色、听声、写形、言病之所在，切，诊脉之阴阳虚实也；望，观血色之荣枯、浮沉也；听，闻声音之清浊、盛衰也，写，照形体之虚实肥瘠也。《灵枢·荣卫失常篇》曰：“无阴无阳，无左无右，候病之所在。”夫切、望、听、写，固诊候之枢要也。然至术如扁鹊，有不必待四诊而决病证者。待，竢也，假也。《庄子·逍遥游》曰：“虽免于行，犹有所待。”可见有待者，未足言其极矣。闻病之阳，论得其阴；闻病之阴，论得其阳。病应见于大表，不出千里决者至众，不可曲止也。闻阳得阴，闻阴得阳，闻彼知此，闻此察彼也。故虽未诊，太子中庶子一言之下，已知其可生，此所以不出千里决者，至众也。曲，犹小也，言吾术如此，不可以小见而止之也。子以吾言为不诚，试入诊太子，当闻其耳鸣而鼻张，循其两股以至于阴，当尚温也。’阴脉上争，故有耳鸣鼻张之应；阳脉下坠，故有股阴尚温之征。中庶子闻扁鹊之言，目眩然而不瞚，舌挢然而不下，乃以扁鹊之言入报虢君。“瞚”与“瞬”同。《说文》曰：“瞚，开阖目数摇也；挢然，舌举貌。”虢君闻之大惊，出见扁鹊于中阙，曰：‘窃闻高义之日久矣，然未尝得拜谒于前也。先生过小国，幸而举之，偏国寡臣幸甚。有先生则活，无先生则弃捐填沟壑，长终而不得反。’言未卒，因嘘唏服臆，魂精泄横，流涕长潸，忽忽承睒，悲不能自止，容貌变更。中阙，宫门也。举之，犹曰不弃之也。董份曰：“寡臣，太子也。”弃捐填沟壑，甚言死也。“嘘唏”与“歔欷”同。悲，泣，气咽貌。“服”与“愊”“腷”通，方言“臆满”也。郭璞注：“愊臆，气满也。泄横，谓魂精失守之状也。”《索隐》曰：“长潸，长垂泪也。忽忽，通‘惚惚’，水涌貌。睒，睫也。承睫，谓泪垂于睫也。止，禁也。”《灵枢·论勇篇》曰：“失气，惊悸颜色变更。”虢君以下，极言渴望推奖之意，“言未卒”以下写尽哀痛、惨怛之状，极妙。扁鹊曰：‘若太子病，所谓尸蹶者也。尸蹶，谓蹶而如尸也。夫以阳入阴中动胃，中，内也。血气不错行，邪气闯入内，扰动胃府。是上文“暴发于外，为中害”者。缠缘中经维络，别下于三焦膀胱，缠缘，谓邪气缠绕也；中，犹穿也；别下，言更入。是以阳脉下遂，阴脉上争，会气闭而不通，遂，坠也。阳脉下坠，阴脉上争，故血气乖乱，致会气闭而不通。会气，元真也。《金匮要略》曰："五脏元真通畅，人即安和。客气邪风，中人多死。"又曰："不遣形体，有衰病则无由入其腠理。"腠者，是三焦通会元真之处，为血气所注；理者，是皮肤、脏腑之纹理也。阴上而阳内行，下内鼓而不起，上外绝而不为，使上有绝阳之络，下有破阴之纽。破阴绝阳之色已废，脉乱故形静如死状，太子不死也。阴上而阳内行，复说阳脉下遂，阴脉上争也。鼓，疑"破"误。纽，亦络也。上下内外拒格破绝，不能振起，又不能相使也。"破绝"二字，形容之语，不可作实字看。废，徐广曰："一作'发'。"是也。血色已变，形如死状，然脉动未绝，而生机尚存，所以云不死也。夫以阳入阴支兰脏者生，太子之病是也。以阴入阳支兰脏者死。凡此数事，皆五脏蹶中之时暴作也。良工取之，拙者疑殆。'以阳入阴，上文所谓以阳入阴也。支，拄也；兰，遮也。脏，即五脏。举脏腑在其中，邪气横骛，遮拄腑脏营运之机，是以会气破闭，不得通畅，郁极而厥暴。数事谓上件诸证，暴蹶所由而发也。取谓刺取血，见《素问·疟论》《素问·刺疟论》《灵枢》等泄郁通闭，使气血循环流通之術。扁鹊乃使弟子子阳厉针砥石，以取外三阳五会。有间，太子苏，厉、砥，皆磨石也；针，铁针也；石，砭针也。三阳五会，《甲乙经》以为百会一名，《肘后方》亦曰"尸蹶刺百会"，盖发泄郁闭、宣通阳气之法。乃使子豹五分之熨，以八减之，齐和煮之，以更熨两胁下。太子起坐，更适阴阳。但服汤二旬而复故。五分之熨，疑折布为厚五分，浸八减之，齐以熨之也。或曰：“减、咸通。咸味八物和合以煮之也。”更熨，更互熨两胁也。复故，复旧也。阴阳，是一篇主意，曰闻阳得阴，闻阴得阳；曰以阳入阴；曰阳脉下遂，阴脉上争；曰阴上而阳内行；曰破阴绝阳；曰以阴入阳；曰适阴阳。以阴阳立论，以阴阳终论，条理井然，文辞绝妙。”同上。

此事又见于《韩诗外传》、刘向《说苑》，而稍有异同。司马迁因《韩诗外传》，更搜索异闻，润色铺张，作《扁鹊传》。然裨益医事，独此条而已。如赵简子、齐桓公事，不足为医家之典型也。

又曰：“扁鹊过齐，齐桓侯客之。扁鹊，齐人，不可言“过齐”。疑是另一扁鹊，司马迁以为秦越人耳。入朝见，曰：‘君有疾在腠理，不治，恐将深。’桓侯曰：‘“侯”当作“公”，下皆同，《新序》可证。寡人无疾。’扁鹊出，桓侯谓左右曰：‘医之好利也，欲以不病者为功。’后五日，扁鹊复见，曰：‘君有疾，在血脉，不治恐深。’桓侯曰：‘寡人无疾。’扁鹊出，桓侯不悦。后五日，扁鹊复见曰：‘君有疾，在肠胃间，不治将深。’桓侯不应，扁鹊出，桓侯不悦。后五日，扁鹊复见，望见桓侯而退走，桓侯使人问其故。故，事因也。《左传·隐公元年》：“颍考叔曰：‘敢问何谓？’公语之故。”扁鹊曰：‘疾之居腠理也，汤熨之所及也；在血脉，针石之所及也；其在肠胃，酒醪之所及也；其在骨髓，虽司命无奈之何。《天官书》曰：“文昌宫六星，四曰司命。”《索隐》

曰：“《春秋元命包》曰：‘司命，主灾咎也。’”张衡《思玄赋》：“死生错而不齐兮，虽司命其不晰。”今在骨髓，臣是以无请也。’后五日，桓侯体病，使人赋召扁鹊，扁鹊已逃去，桓侯遂死。使圣人预知微，微，几微也。能使良医得早从事，则疾可已，身可活也。人之所病病疾多，而医之所病病道少。病，患也。言人患疾疢之多，医患治法之少。故病有六不治：骄恣不论于理，一不治也；凡事循理必治，不论于理，谓不循于理。轻身重财，二不治也；所谓忘躯狥物之类。衣食不能适，三不治也；适，当也，中也。《灵枢·师传篇》《难经·十四难》可并考。衣食不能适，多在贫困，然亦有纵情肆欲，自失其适者。阴阳并，脏气不定，四不治也；《素问·调经篇》曰：“血气未并，五脏安定。阴与阳并，血气以并，病形以成。”形羸不能服药，五不治也；形神羸惫者，胃气已困极，故假令能服药，不能运布药气，是亦多不治。信巫不信医，六不治也。歆望巫祝者固也，委付凡医者，亦足以取死。有此一者，重难治也。有一于此，则轻者亦至难治也，况有二、有三者，何以得治之？扁鹊名闻天下，过邯郸，闻贵妇人，即为带下医。邯郸，赵都。其俗贵宠妇人，故为带下医。带下，腰带以下经血诸疾也。以下文例推之，“闻”下恐脱“赵人”二字。过雒阳，闻周人爱老人，即为耳目痹医。周重养老尚齿之礼，余风犹存。痹病，毒凝闭不通之义，疑耳聋目矇之证。来入咸阳，闻秦人爱小儿，即为小儿医。明版《太平御览》作“颅囟医”，与上文“带下”“耳目痹”同类，似可从。中古巫方立《小儿颅囟经》，见《诸病源候论》。《五库全书总目》载《颅囟经》二卷，论颅囟之义甚详。随俗为变。伎①之妙无所不能，非钓名射利之为。秦太医令李醯自知伎不如扁鹊也，使人刺杀之。人之有伎，娼疾以恶之，是圣贤所深戒也。醯何者至敢行杀吾，于是乎知世医妒忌、排挤之，不足怪也。噫！”同上。

此事本出《韩非子·喻老篇》。古人假医事论国家治乱成败，讽谕君相者甚多。如夫事之祸福，亦有腠理之地，故圣人早从事焉。《韩非子》。使圣人预知微能，使良医早从事，则疾可已，身可活也。《本传》。其意可见矣。“人之所病”以下，司马迁补葺以成传之体耳。世医以腠理、骨髓之言为扁鹊真诀，或以三条年世隔异为疑者，抑末传中唯“尸蹶”一条为扁鹊真面目。其治术卓绝，自有不可磨灭者，可以为医家之宝典。夫若神而明之，在其人耳。

又曰：“太仓公者，齐太仓长，临菑人也。姓淳于氏，名意。少而喜医方术，高后八年，更受师同郡元里公乘阳庆。公乘官，阳姓，庆名。庆年七十余，无子，使意尽去其故方，更悉以禁方予之，故方，仓公旧所学之方也。传黄帝、扁鹊之脉书，五色诊病，知人死生，

① 伎：技巧；才能。

决嫌疑，定可治，及药论，甚精。《周礼·疾医职》曰："以五气、五声、五色眡其死生。"《素问·移精变气论》曰："余欲论病人，观死生，决嫌疑。"《说文》曰："嫌，不平于心也。一曰疑也。"受之三年，为人治病，决死生多验。然左右行游诸侯，不以家为家，或不为人治病，病家多怨之者。文帝四年中，人上书言意，以刑罪当传西之长安。传，驿遞也。意有五女，随而泣。意怒，骂曰：'生子不生男，缓急无可使者。'"缓"字带说，意在急。《袁盎传》曰："一旦有缓急。"《游侠传》曰："缓急，人之所时有也。"于是少女缇萦伤父之言，伤，痛也。乃随父西。上书曰：'妾父为吏，齐中称其廉平。初为太仓长，故曰为吏。廉，不贪也。今坐法当刑。妾切痛死者不可复生，而刑者不可复续。虽欲改过自新，其道莫由，终不可得。妾愿入身为官婢，以赎父刑罪，使得改行自新也。'书闻，上悲其意，此岁中亦除肉刑法。意家居，诏召问所为治病，为，去声，为人治病也。死生验者几何，人主名为谁。诏问故太仓长臣意：已去官，故曰故。'方伎所长，及所能治病者？有其书无有？皆安受学？受学几何岁？尝有所验，何县里人也？何病？医药已，其病之状皆何如？'具悉而对。曰：'自意少时喜医药，医药方试之多不验者。至高后八年，得见师临菑元里公乘阳庆。庆年七十余，得见事之。谓意曰：尽去而方书，非是也。而，汝也；是，犹善也。庆有古先道遗传黄帝、扁鹊之脉书，五色诊病，知人死生，决嫌疑，定可治，及药论书，甚精。我家给富，心爱公，欲尽以我禁方书悉教公。臣意即曰：幸甚，非意之所敢望也。臣意即避席再拜谒，谒，请也。受其《脉书上下经》《五色诊》《奇咳术》《素问·示从容论》："雷公曰：'臣请诵《脉经上下篇》。'"咳，歌开切，音该，与"侅""胲""该"通。《说文》曰："奇侅，非常也。"《方言》曰："非常曰侅。"事《汉书·艺文志》有《五音奇胲用兵》二十三卷，《五音奇咳刑德》二十一卷。《淮南子·兵略训》曰："刑德，奇賌之数。"賌，即"赅"。张注："奇賌，奇秘非常术也。"廖百子曰："咳，当从'赅'，讹作'咳'。"未可谓从与"胲"同。《揆度阴阳外变》医和所称"六淫"之类《药论》《石神论》疑当作"药石神论"《接阴阳禁书》或者以为房中术书受读解验之，可一年所。所，许也，年也。明岁即验之，有验，然尚未精也。要事之三年所，要，约也。受读以来，约略三年也。即尝已为人治，诊病决死生，有验，精良。尝，试也。或曰："已，以也。"此说难从。今庆已死十年所，臣意年尽三年，年三十九岁也。'"同上。

仓公所受阳庆《脉书》《药论》《禁方书》等不一存。是以治验数十条，病论治法，其义不可得而详，故今不载录。

治术篇（下）

《前汉书》曰："医经者，原人血脉、经络、骨髓、阴阳、表里，以起百病之本，死生之分，而用度箴①石、汤火所施，调百药齐和之所宜。至齐之得，犹慈②石取铁，以物相使，拙者失理，以愈为剧，以生为死。"《艺文志》。

医经七家合二百十六卷，今皆不传。晋·皇甫谧以《素问》九卷、《针经》九卷合为《内经》。唐·王冰以《素问》九卷、《灵枢》九卷为《内经》。然二家之说，皆无据证，说详于拙著《橘黄医谈》。

又曰："经方者，本草石之寒温，量疾病之浅深，假药味之滋，因气感之宜，辨五苦六辛，致水火之齐，以通闭解结，反之于平。及失其宜者，以热益热，以寒益寒，精气内伤，不见于外，是所独失也。故谚曰：有病不治，常得中医。"同上。

经方十一家，二百七十四卷，亦不一存焉。通闭解结，反之于平，古昔治法，要归此二语，可谓至言矣。人以精气为本，故其受伤，尤致意焉，不可深思

① 箴：通"针"。

② 慈：通"磁"。

乎哉。有病不治，常得中医。汉代之盛，乏良医尚如此，使孟坚见今世之所谓中医者，将谓之何？本草石之寒温，疑药书名《本草》，义亦如之。

又曰："方技者，皆生生之具，王官之一守也。太古有岐伯、俞拊①，中世有扁鹊、秦和，盖论病以及国，原诊以知政。汉兴有仓公，今其技术晻昧，故论其书，以序方技为四种。"同上。

观班氏言，今技术晻昧，益知良工不世出，不独后代也。虽曰方技有四种，其实不过医经、经方二家。如房中神仙，不与疾医同道，故今不采录。

《后汉书》曰："郭玉者，广汉雒人也。初，有老父不知何出，常渔钓于涪水，因号涪翁。乞食人间，见有疾者，时下针石，辄应时而效。乃著《针经》《诊脉法》传于世。诊，候也。弟子程高寻求积年，翁乃授之。高亦隐迹不仕。玉少师事高，学方诊六微之技，"六微"字见于《金匮·脏腑经络先后篇》，义似不同。阴阳隐侧之术。侧、测通。和帝时，为太医丞，多有效应。帝奇之，仍试令嬖臣美手腕者与女子杂处帷中，使玉各诊一手，问所疾苦。玉曰：'左阳右阴，脉有男女，状若异人。异，别也。臣疑其故。'帝叹息称善。玉仁爱不矜，虽贫贱厮养，必尽其心力。而医疗贵人，时

① 俞拊：即榆柎。

或不愈。帝乃令贵人羸服变处，一针即瘥。羸，困也。“羸服”犹曰“贫服”也。召玉诘问其状，对曰：‘医之为言意也，腠理至微，腠者，三焦通会元真之处，为血气所注；理者，皮肤、脏腑之纹理也。随气用巧。针石之间，毫芒即乖。神存于心手之际，神，犹言妙际交会也。可得解而不可得言也。夫贵者处尊，高以临臣，臣怀怖慑以承之。其为疗也，有四难焉：自用意不任臣，一难也；将身不谨，将，行也，率也。二难也；骨节不强，不能使药，举骨节身体在中。三难也；好逸恶劳，四难也。针有分寸，时有破漏，斐松之曰：“破漏，日有冲破也。”未知是非。重以恐惧之心，加以裁慎之志，裁，节也。臣意且有不尽，何有于病哉？此其所以为不愈也。’帝善其对，年老卒官。”《郭玉传》。

《说文》曰：“医，治病工也。”郭玉曰：“医之为言，意也。是特就针术言之耳。”唐·许胤宗亦曰：“医者，意也。”是亦脉理为言者，固非本义也，说详于拙著《橘黄医谈》。四难之弊，不独尊高人，虽卑贱者亦有之。医人脱重糈之念，希是以阿媚容悦，甘言巧辞以求售。假饶不怀怖慑，恐惧不遑，尽心于治疗，何以得至精妙之域？世之不出良医，不亦宜乎。

又曰：“华佗，字元化，沛国谯人也，一名旉。音孚，《三国志》斐注曰：“古‘旉’字，与‘佗’相似，写字者多不能别寻‘佗’字。元化其名为孚也。”游学徐土，兼通《数经》。晓养性之术，年且百岁，而貌有壮容，《数经》疑术数之书，犹《魏志》作貌。时人以为仙。沛相陈珪举孝廉，太尉黄琬辟，皆不就。精于方药，处齐不过数种。心识分铢，不假称量。针灸不过数处。若疾发结于内，针药所不能及者，乃令先以酒服麻沸散，既醉无所觉，因刳破腹背，抽割积聚。若在肠胃，则断巀湔浣，巀，"截"本字，断也。除去疾秽，既而缝合，傅以麻膏，四五日创愈，一月之间皆平复。

"佗尝行道，见有病咽塞者，因语之曰：'向来道隅有卖饼人萍虀甚酸，《三国志》"萍"作"蒜"。可取三升饮之，病自当去。'即如佗言，立吐一蛇，乃悬于车而候佗。时佗、小儿戏于门中，逆见，自相谓曰：'客车边有物，必是逢我翁也。'及客进，顾视壁北悬蛇以十数，乃知其奇。

"又有一郡守笃病久，佗以为盛怒则瘥，乃多受其货而不加功。《三国志》"功"作"治"。无何弃去，又函书骂之。太守果大怒，令人追杀佗，不及，因瞋恚吐黑血数升而愈。"《华佗传》。

又曰："病者诣佗求疗。佗曰：'君病根深，因当剖破腹。《三国志》作"当破腹取"。然君寿亦不过十年，病不能相杀也。'《三国志》无"相"字也，下有"君忍十岁寿，俱当尽不足，故自刳裂之"十五字。病者不堪其苦，必欲除之。佗遂下疗，应时愈，十年竟死。

“广陵太守陈登，忽患胸中烦懑，面赤不食。佗脉之曰：‘府君胃中有虫，欲成内疽，腥物所为也。’即作汤二升，再服。须臾，吐出三升许虫，头赤而动，半身犹是生鱼脍，所苦便愈。佗曰：‘此病后三期当发，遇良医可救。’登至期，疾动，时佗不在，遂死。

“曹操闻而召佗，常在左右。操积苦头风眩，佗针随手而瘥。《三国志》“针”下有“鬲”字。”

“有李将军者，妻病，呼佗视脉。佗曰：‘伤身而胎不去。’《三国志》“伤身”作“伤娠”，身、娠通。将军言：‘间实伤身，胎已去矣。’佗曰：‘按脉胎未去也。’将军以为不然。《三国志》“然”下有“佗舍去”三字。妻稍瘥，百余日复动，更呼佗。佗曰：‘脉理如前，是两胎。先生者去血多，故后儿不得出也。胎既已死，血脉不复归，必燥著母脊。’《三国志》“脊下”有“故使脊痛”句。乃为下针，并令进汤，妇因欲产而不通。佗曰：‘死胎枯燥，埶而不生。’埶、势通。使人探之，果得死胎。人形可识，但其色已黑。佗之绝技，皆此类也。为人性恶难得意，且耻以医见业，又去家思归，乃就操求还取方，因托妻疾，数期不反。《三国志》“数”下有“乞”字。操累书呼之，又敕郡县发遣，佗恃能厌事，犹不肯至。操大怒，使人廉之，廉，察也。《三国志》作“往检”。知妻诈疾，乃收付狱讯考验，首服。荀彧请曰：‘佗方术实工，人命所悬，宜加全宥。'《三国志》"全"作"舍"。操不从，竟杀之。佗临死，出一卷书，与狱吏曰：'此可以活人。'吏畏法不敢受，佗不强与，索火烧之。《三国志》有"佗死后，太祖头风未除。太祖曰：'佗能愈此，小人养我病，欲以自重，然吾不杀此子，亦终当不为我断此根原耳。'乃后爱子仓舒病困，太祖叹曰：'吾悔杀华佗，令此儿强死也。'"六十五字。初，军吏李成苦咳，昼夜不寐，《三国志》有"时吐脓血，以问佗。佗言君肠痈，咳之所吐，非从肺来也。"五句，无"佗以为肠痈"句。佗以为肠痈，与散两钱服之，即吐二升，肿血于此渐愈。乃戒之曰：'后十八岁，疾当发动，若不得此药，不可瘥也。'复分散与之。后五六岁，有里人如成先病，请药甚急，成愍而与之，乃故往谯，更从佗求，适值见收，《三国志》"值"下有"佗"字。意不忍言。后十八年，成病发，无药而死。广陵吴普、彭城樊阿，皆从佗学。普依准佗疗，多所全济。佗语普曰：'人体欲得劳动，但不当使极耳。动摇则谷气得消，血脉流通，病不能生，譬犹户枢终不朽也。是以古之仙者，为导引之事，熊经鸱顾，熊经，若熊之攀枝自悬也；鸱顾，身不动而回顾也。《庄子》曰："吐故纳新，熊经鸟伸。"此导引之士、养形之人也。引挽腰体，动诸关节，以求难老。吾有一术，名五禽之戏，一曰虎，二曰鹿，三曰熊，四曰猨，五曰鸟，亦以除疾，兼利蹄足，以当导引。体有不快，起作一禽之戏，怡而汗出，《白虎通》曰："也禽鸟兽总名，言熊人禽制也。"《三国志》“怡而”作“沾孺”。因以着粉，身体轻便而欲食。’普施行之，年九十余，耳目聪明，齿牙完坚。阿善针术，凡医咸言背及胸脏之间，不可妄针，针之不可过四五分，而阿针背入一二寸，巨阙胸脏乃五六寸，而病皆瘳。阿从佗求方，可服食益于人者。佗授以漆叶青黏散：漆叶屑一斗、《三国志》“斗”作“升”。青黏十四两。以是为率，言久服去三虫，利五脏，轻体，使人头不白。阿从其言，寿百余岁。漆叶处所而有，青黏生于丰城、彭城及朝歌间。青黏，一名地节，一名黄芝。《三国志》“丰城”作“丰沛间”，下有“云”字。”《华佗传》。

华佗之伎古今称卓绝，然其治法奇异，颇难可依准。皇甫谧谓华佗“存精于独识者”，殆是欤！《魏志·方伎传》，其文与《本传》有少出入，今查封抄取，补入行间。《魏志》更有治案八条，此不收录。

《资治通鉴》曰：“（桓帝）元嘉元年……诏百官举独行之士。涿郡举崔寔，诣公车，称病不对策，退，著《政论》，其辞曰：……昔孔子作《春秋》，褒齐桓，懿晋文，叹管仲之功，夫岂不美文武之道哉？诚达救弊之理也。故圣人能与世推移，而俗士苦不知变，以为结绳之约，可复理乱秦之绪；干戚之舞，足以解平城之围。夫熊经鸟伸，虽延历之术，非伤寒之理；呼吸吐纳，虽度纪之道，非续骨之膏。盖为国之法，有似治身，平则致养，疾则攻焉。夫刑罚者，治乱之药石也；德教者，兴平之粱肉也。夫以德教除残，是以粱肉治疾也；以刑罚治平，是以药石供养也。”《汉纪》。

攻疾以毒药，养精以谷肉果菜。其义见《素问·脏气法时论》。《五常政大论》亦曰：“药以祛之，食以随之。”是古昔养生治疾之大经法。千岁不可易者，崔寔之论信而有征，唯养生者养误其法，攻疾者攻不得其方，则殒身杀人，故术不可不慎也。崔寔与张仲景同时人，汉季虽医道陵夷，古法尚存，故张子之书如彼，崔寔之论如此。后之以药石议滋补者，皆道家之支流余裔耳。熊经鸟伸，见《庄子·刻意篇》《淮南子·精神训》。又，《华佗传》有“熊经鸱顾”之语。

又曰：“是为痈疽伏疾，留滞胁下，如不加诛，转就滋大。”同上。

《逸周书》曰：“伐乱、伐疾、伐疫，武之顺也。”《武称解》。

渎武则逆，故曰顺也。上条曰诛，此条曰伐，古者治疗之法，其义可见矣。按：《灵枢·脉度篇》曰：“盛而血者疾诛之。”

又曰：“公货少多，赈赐穷士，救瘠补病，赋均田布。”《允文解》。

救瘠补病，给恤之谓也，非以药物补之也。注曰：

主施赦布政也。可以见其义矣。

《东观汉记》曰："太医皮巡从猎上林还，暮宿殿门下，寒疝病发，时训直事，闻巡声，起往问之。巡曰：'冀得火以熨背。'训身至太官门为求火，不得，乃以口嘘其背，复呼同庐郎共更嘘，至朝遂愈。"《邓训》。

边境僻地之民，卒发腹痛、背痛、腰痛、恶寒等，则不问感冒、疝瘕、积聚、霍乱、蛔痛、血气痛，直热火剧烘腹背，发汗取愈，其效甚速。邓训与同庐郎更嘘其背，匆卒之际，机警敏捷，洵可叹赏矣。蹙唇吐气曰吹，虚口出气曰嘘。吹气出于肺，属阴，故寒；嘘气出于丹田，属阳，故温。

《战国策》曰："医扁鹊见秦武王，武王示之病，扁鹊请除。左右曰：'君之病，在耳之前，目之下，除之未必已也，将使耳不聪，目不明。'君以告扁鹊。扁鹊怒投其石，曰：'君与知之者谋之，而与不知者败之。使此秦国之政也，则君一举而亡国矣。'"《秦策》。

《盐铁论·相刺篇》曰："扁鹊不能治不受针药之疾，贤圣不能正不食谏诤之君。"石，砭石也。使此秦国之政，言使秦国之政如此也。

《越绝书》曰："苦药利病，苦言利行。"《外传计倪》。

苦药，即毒药。

《荀子》曰："良医之门多病人，檃栝①之侧多枉木。"《法行篇》。

又见于《说苑·杂言篇》，下有"砥砺之旁多顽钝"七字。又，《庄子·人间世篇》曰："医门多疾。"

《孔丛子》曰："宰我使于齐而反。见夫子，曰：'梁邱据遇虺毒，三旬而后瘳。朝齐君，会大夫，众宾而庆焉。弟子与在宾列，大夫、众宾并复献攻疗之方。弟子谓之曰：夫所以献方，将为疾也。今梁邱已疗矣，而诸夫子乃复献方，方将安施？意欲梁邱大夫复有虺害，当用之乎？众坐默然无辞。弟子此言何如？'夫子曰：'汝说非也。夫三折肱为良医，梁邱子遇虺毒而获疗，犹有与之同疾者，必问所以已之之方焉。众人为此，故各言其方，欲售之以已人之疾也。凡言其方者，称其良也，且参据所以已之之方优劣耳。'"《嘉言篇》。

为治也，疗愈也。瘳百子曰："良医三折肱，谓历病痛多，以喻人经历事变也。"按，《左传·定公十三年》："齐高疆曰：'三折肱知为良医。'"又，《说苑·杂言篇》曰："孔子曰：'语不言乎：三折肱而成良医。陈蔡之间，丘之幸也。二三子从丘者，皆幸人也。'"因是观之，高疆、孔子皆诵古语也。按：《楚辞·惜诵篇》作"九折臂而为良医兮。""售"与"雠"通。

---

① 檃栝：矫正木材弯曲的器具。

雠，对也，又度量也。《韩非子》曰："主雠法则可也，注较量可否也。"又按：校勘书籍曰"雠"，比言两本相对覆如雠也。"售之"谓比较众方，以选其良。据，按也。参据，即"参考"耳。

《新语》曰："制事者因其则，服药者因其良。书不必起仲尼之门，药不必出扁鹊之方。合之者善，可以为法。"《术事篇》。

孔子，圣之圣者也；越人，医之圣者也。能合孔子之言，符越人之方者，虽古无之，亦可以为法。

《新书》曰："失今弗治，必为痼疾。后虽有扁鹊，弗能为已。"《大都篇》。

《楚语》曰："谁无疾眚？能者早除之。"忧国脉衰废，其意深矣。

《盐铁论》曰："扁鹊抚息脉而知疾所由生。阳气盛则损之而调阴，阴气盛则损之而调阳。是以气脉调和，而邪气无所留矣。夫拙医不知脉理之腠、血气之分，妄刺而无益于疾，伤肌肤而已。"《轻重篇》。

误药滥投，其害甚于妄刺。而天下不胜，拙医之多所以横夭载涂也。

又曰："用针石，调阴阳，均有无，补不足，亦非也？上大夫君与治粟都尉管领大农事，灸刺稽滞，开利百脉，是以万物流通，而县官富实。"同上。

百病皆生于郁毒稽滞，血气不和。故药石、针焫，无非排达开利之用，如后世滋补之方，何以得能拔病根反之于平乎？

又曰："药酒苦于口而利于病，忠言逆于耳而利于行。"《国病篇》。

又曰："药酒，病之利也；正言，治之药也。"《能言篇》。

以上二条，即毒药利于病之意。古者治疾以酒醪，故有此语。

又曰："所贵良医者，贵其审消息而退邪气也，非贵其下针石而钻肌肤也。"《申韩篇》。

消，减也；息，犹增也。谓审阴阳、气血之增减而祛邪气也。又有斟酌之意，故药剂、饮食、衣服用度，各适其宜，亦谓之消息。《公羊传·昭公十九年》曰："乐正子春之视疾也，复加一饭，则脱然愈；复损一饭，则脱然愈；复加一衣，则脱然愈；复损一衣，则脱然愈。"何休曰："脱然，病愈貌。言消息得其宜也。"按："消息"与"将息"同。医书始见于《伤寒论》。盖消息之于医事，所系不小，故医而疏于消息，疾必不治也。《晋书》曰："张苗雅好医术，善消息诊处。"又，"史朓①善诊处②，明消息。"《太平御览》引。古人重消息，可以见矣。

① 史朓：今本《太平御览》为"史脱"。
② 善诊处：今本《太平御览》为"善诊候"。

又曰："扁鹊攻于腠理，绝邪气，故痈疽不得成形；圣人从事于未然，故乱原无由生。是以砭石藏而不施，法令设而不用。断已然，凿已发者，凡人也；治未形，观未萌者，君子也。"《大论篇》。

治疾治国，其理一也，故古人多假以发其义，盖以譬喻之言易入也。"攻""绝"谓药治，"断""凿"谓针刺。凡人，凡医也。

《新序》曰："扁鹊见齐桓公，立有间，扁鹊曰：'君有疾在腠理，不治，恐将深。'桓公曰：'寡人无疾。'扁鹊出，桓公曰：'医之好利也，欲治不疾以为功。'居十日，扁鹊复见，曰：'君之疾在肌肤，不治将深。'桓公不应。扁鹊出，桓公不悦。居十日，扁鹊复见，曰：'君之疾在肠胃，不治将深。'桓公不应。扁鹊出，桓公又不悦。居十日，扁鹊复见，望桓公而还走。桓公使人问之，扁鹊曰：'疾在腠理，汤熨之所及也；在肌肤，针石之所及也；在肠胃，火剂①之所及也；在骨髓，司命之所无奈何也。今在骨髓，臣是以无请也。'居五日，桓公体痛，使人索扁鹊，扁鹊已逃之秦矣，桓公遂死。故良医之治疾也，攻之于腠理，此事皆治之于小者也。夫事之祸福，亦有腠理之地，故圣人早从事矣。"《杂事篇》。

① 火剂：火煎的汤药。

立，侍立也。文与《史记·扁鹊传》有异同，录以备校证。末段六句，子政假以讽政事也。“腠理”解，见上篇“虢太子尸蹶”条。

《说苑》曰：“今夫辟地殖谷以养生送死，锐金石、杂草药以攻疾。”《建本篇》。

嘉谷养生，药石攻疾，古之道也。锐金石，磨针砭也；杂草药，作方剂也。

又曰：“吾闻病之将死也，不可为良医；国之将亡也，不可为计谋。”《权谋篇》。

可与《论衡·定贤篇》《论衡·治期篇》参考。

《潜夫论》曰：“凡治疾者，先知脉之虚实、气之所结，然后为之方，故疾可愈而寿可长也。”《述叙篇》。

审脉之虚实，视精气之留滞，与邪气之结辖，而为之措置，则疾病可得而治，横夭可得而寿矣。

又曰：“扁鹊之治疾病也，审闭结而通郁，虚者补之，实者泻之。”《实边篇》。

闭结，谓邪气闭结。郁，谓精气郁阏。邪气闭结，则精气必郁阏。疾医之治疾，无非通郁阏、解闭结者。班固曰：“经方者，本草石之寒温，量疾病之浅深，假药味之滋，因气感之宜，辨五苦六辛，致水火之齐，以通闭解结，反之于平是也。”泻之补之，即《素问》“药以祛之”“食以随之”之义也。《五常政大论》。

《中论》曰：“夫恶犹疾也，攻之则益悛，不攻则日甚。”《虚道篇》。

悛，改也。疾之不可不攻，其义益明。

《韩非子》曰：“扁鹊之治疾也，以刀刺骨；圣人之救危国也，以忠拂耳。刺骨故小痛在体，而长利在身；拂耳故小逆在心，而久福在国。故甚病之人，利在忍病；猛毅之君，以福拂耳。忍痛故扁鹊尽方，拂耳则子胥不失寿安之术也。病而不忍痛，则失扁鹊之巧；危而不拂耳，则失圣人之意。如此，长利不远垂，功名不久立。”《安危篇》。

拂，犹戾也。上言“圣人之救危国也”，而下引“子胥”，所以为韩非也。

又曰：“夫良药苦口，而智者勤而饮之，知其入而已，已疾也；忠言拂耳，而明主听之，知其可以致功也。”《外储说传》。

勤，悦从也。已，愈也。

又曰：“夫弹痤者痛，饮药者苦，为苦惫之故。不弹痤、饮药，则身不活，病不已矣。”《六反篇》。

针刺者必先以指弹之，故曰弹痤痛也。

又曰：“慈母之于弱子也，爱不可为前。然而弱子有僻行，使之随师；有恶病，使之事医。不随师，则陷于刑；不事医，则疑于死。慈母虽爱，无益于振刑救死，则存者非爱也。”《八说篇》。

弱子，稚子也。爱不可为前，谓爱之甚。注曰：

“不可先以爱养也。”恐非。恶病，谓险恶之病。死生不可几，故曰“疑于死”。辞婉而妙。存者，所存于心也。

《墨子》曰：“譬之如医之攻人之疾者，然必知疾之所自起焉能攻之，不知疾之所自起则弗能攻。”《兼爱篇》。

疾之所自起，其根本也。能视病根，则虽奇怪万变，治法不忒。

《鹖冠子》曰：“积往生跂，工以为师，积毒成药，工以为医。”《环流篇》。

又曰：“卓襄王问庞煖曰：‘夫君人者亦有为其国乎？’庞煖曰：‘王独不闻俞跗之为医乎？已成必治，鬼神避之。楚王临朝为随兵故，若尧之任人也，不用亲戚，而必使能其治病也，不任所爱，必使旧医，楚王闻传暮謼在身，必待俞跗。’卓襄王曰：‘善。’庞煖曰：‘王其忘乎？昔伊尹医殷，太公医周武王，百里医秦，申麃医郢，原季医晋，范蠡医越，管仲医齐，而五国霸。其善一也，然道不同数。’卓襄王曰：‘愿闻其数。’煖曰：‘王独不闻魏文侯之问扁鹊邪？曰：“子昆弟三人，其孰最善为医？”扁鹊曰：“长兄最善，中兄次之，扁鹊最为下。”魏文侯曰：“可得闻邪？”扁鹊曰：“长兄于病视神，未有形而除之，故名不出于家；中兄治病，其在毫毛，故名不出于闾。若扁鹊者，镵血脉，投毒药，副肌肤间，而名出闻于诸侯。”魏文侯曰：“善。”使管子行医术以扁鹊之道，曰：“桓公几能成其霸乎！”凡此者不病病，治之无名，使之无形，至功之成，其下谓之自然。故良医化之，拙医败之，虽幸不死，创伸股维。’卓襄王曰：‘善。寡人虽不能无创，孰能加秋毫寡人之上哉？’”《世贤篇》。

治未病易，治已病难，至俞跗虽已病必治之，故鬼神惧而避之也。楚王临朝为随兵：楚王每临朝，以俞跗为随兵以备疾病也。闻传暮﨟在身：文义不明，必有讹谬。“卓”当作“悼”，此赵悼襄王也。“申麃”疑“申包胥”。原季，赵衰。《国语》曰：“晋文公使原季为卿是也。”数，术也。副，剖也。《韩非子·显学篇》曰：“婴儿不剔头则腹痛，不揊痤则寝益。”注：痤，痈也。以小儿喻愚民，当揊剔以除其疾，勿姑息使养痈滋毒也。《正字通》曰：“副、揊、疈、擗通曰‘桓’。”之曰疑衍，伸引也，犹言增维牵挛也。此书错误殊多，殆不可读。韩昌黎读《鹖冠子》曰：“文字脱谬，为之正三十有五字，乙者三，灭者二十有三，注者十有二字。自唐至今，传写不知几何，所以讹谬益多也。”

《吕子春秋》曰：“若用药者然，得良药则活人，得恶药则杀人。义兵之为天下良药也，亦大矣。”《荡兵篇》。

药者，凶毒也；兵者，凶器也。善用则为良药，为义兵；不善用则为恶药，为不义之兵。后之为医者其思之。

又曰："治国无法则乱，守法而不变则悖。悖乱不可以持国，譬之若良医，病万变药亦万变，病变而药不变，向之寿民，今为殇子矣。"《察今篇》。

方随证者也，故不察其转机而为之治，不特疾不愈，亦使轻者重，重者毙。仲景氏曰："随证治之。"至哉！

《淮南子》曰："天下之物，莫凶于鸡毒。然而良医橐而藏之，有所用也。"《主术训》。

又曰："物莫所不用，天雄、乌喙，药之凶毒也，良医以活人。"同上。

良工用毒药，犹明主驱使奸雄。王良驾驭悍马，其能尽才能，立大功，正在兹。

又曰："大戟去水，葶苈愈胀，用之不节，乃反为病。"同上。

用药之道，节度不得宜，反受其害，不特戟、苈。

又曰："良医者常治无病之病，故无病；圣人者常治无患之患，故无患也。"《说山训》。

又曰："治未病，治未乱，治之至者。……病者寝席，医之用针石，巫之用糈籍，所救钧也。狸头愈鼠，鸡头已瘘，虻散积血，斲木愈龋，此类之推者也。"

同上。

糈，祭神米也。籍，祭籍也。鼠，鼠咬也。瘘，颈肿也。鸡头，鸡壅也，一名雁头，即芡也。虻虫治瘀血。积血，即瘀血。此条与《庄子·徐无鬼》一意。

又曰："病热而强之餐，救暍而饮之寒，救经而引其索，拯溺而投之石，欲救之反为恶。"同上。

又见于《人间训》及《文子·微明篇》，文有小异。

又曰："譬若旱岁之土龙，疾疫之刍狗，是时为帝者也。"《说林篇》。

又曰："蝮蛇螫人，敷以和堇则愈，物故有重而害反为利者。"同上。

物得其用为贵，庄叟所谓"鸡壅豕苓时为帝，堇及桔梗互为宰"① 也。

《论衡》曰："夫百草之类，皆有补益。遭医人采掇，成为良药。"《幸偶篇》。

药物之祛疾，犹嘉谷之养生，此其所以补益于人也。与道家补虚益气之旨，其义自不同。

又曰："古贵良医者，能知笃剧之病所从生起而以针药治而已之。如徒知病之名，而坐观之，何以为奇？

---

① 鸡壅豕苓时为帝，堇及桔梗互为宰：意为，鸡壅（芡实）、豕苓（猪苓）时为席药（君药）；堇（乌头）、桔梗互为宰药（臣药）。

夫人有不善，则乃性命之疾也，无其教治，而欲令变更，岂不难哉?”《率性篇》。

人之为不善，必有所惑，能审其所惑，而后教可得而施焉。病之于人亦然，必有原由，故非诊得病由、病情，病决不可治也。变更，迁善改过也。

又曰：“道家或以服食药物，轻身益气，延年度世，此又虚也。夫服食药物，轻身益气，颇有其验。若夫延年度世，世无其效。百药愈病，病愈而气复，气复而身轻矣。”《道虚篇》。

精气为病毒所抑遏，则百患萌生，能除病毒，则精气宣流，爽然脱苦患。

又曰：“病作而医用，祸起而巫使。如自能案方和药，入室求祟，则医不售而巫不进矣。”《程材篇》。

能养性命者，无待于巫医矣。

又曰：“子路使子羔为费宰。孔子曰：‘贼夫人之子。’皆以未学，不见大道也。医无方术，云：‘吾能治病。’问之曰：‘何用治病?’曰：‘用心意。’病者必不信也。吏无经学，曰：‘吾能治民。’问之曰：‘何用治民?’曰：‘以材能。’是医无方术，以心意治病，百姓安肯信向，而人君任用使之乎?”《量知篇》。

方术，谓方术之书也。《汉书·平帝纪》曰：“始元五年，举天下通知方术、本草者。”《楼护传》曰：“护少诵医经、本草、方术数十万言。”《伤寒论·序》

曰："精究方术。"皆是也。不学方术，而为治疗，犹不由圣经而行政治，安得乎？

又曰："医能治一病，谓之巧；能治百病，谓之良。是故良医服百病之方，治百人之疾；大才怀百家之言，故能治百族之乱。扁鹊之众方，孰若巧之一伎？"《别通篇》。

扁鹊之方虽善，其得效取验，独在运用巧拙，犹文武之道，存乎其人服用也。

又曰："天地之有湛也，何以知不如人之有水病也？其有旱也，何以知不如人之瘅疾也？祷请求福，终不能愈；变操易行，终不能救。使医食药，冀可得愈。命尽期至，医药无效。尧遭洪水，《春秋》之大水也，圣君知之，不祷于神，不改乎政，使禹治之，百川东流。夫尧之使禹治水，犹病水者之使医也。然则尧之洪水，天地之水病也；禹之治水，洪水之良医也。"《顺鼓篇》。

《感虚篇》曰："旱，火变也；湛，水异也。"《明雩篇》曰："一湛一旱，时气也。"湛，霪也。瘅，《素问·脉要精微论》："瘅成为消中。"王冰曰："湿热也，消中之病善食而消食饮也。"《奇病论》："脾瘅。"王冰曰："瘅谓热。"食药、饮药也。《汉书》曰："于定食酒一石。"

又曰："微病恒医皆巧，笃剧扁鹊乃良。"《恢国篇》。

轻微之病，夫人皆能奏功，故凡医似巧。至笃癃剧患，非绝技不能起之。

又曰："夫圣贤之治世也有术，得其术则功成，失其术则事废。譬犹医之治病也，有方笃剧犹治，无方毚微不愈。夫方犹术，病犹乱，医犹吏，药犹教也。方施而药行，术设而教从，教从而乱止，药行而病愈。治病之药，未必惠于不为医者；然而治国之吏，未必贤于不能治国者。偶得其方，适晓其术也。治国须术以立功，亦有时当自乱，虽用术，功终不立者；亦有时当自安，虽无术，而功独成者。故夫治国之人，或得时而成功，或失时而无功。术人能因时以立功，不能逆时以致安，良医能治未当死之人，如命穷寿尽，方用无验矣。尧舜用术，功终不立。命当死，扁鹊行方不能愈病。"《定贤篇》。

虽有知慧，不如乘势；虽有镃基，不如待时，医事亦然。值顺境则恒医、粗工犹能取效，苟遇逆境，虽达练之士不能立功，况于命当死者乎？毚，疑"才（繁体字：纔）"误。《状留篇》曰："才微辄停。"惠、慧通，说见于《疾病篇》。

又曰："夫贤君能治当安之民，不能化当乱之世。良医能行其针药，使方术验者，遇未死之人，得未死之病也。如命穷病困，则虽扁鹊末如之何。夫命穷病困之不可治，犹夫乱民之不可安也。药气之愈病，犹教导之安民，皆有命时，不可勉力也。”《治期篇》。

《神异经》曰：“南方有肝𤢆之林，其高百丈，围三尺八寸。促节多汁，甜如蜜，咋啮其汁，令人润泽，可以节蛔虫。人腹中蛔虫，其状如蚓，此消谷虫也，多则伤人，少则谷不消。是甘蔗能减多益少，凡蔗亦然。”

《晋书·顾恺之传》曰：“顾恺之啖蔗自尾至末，云渐至佳境。”《郑樵通志》曰：“蔗有三种：赤昆仑蔗；白竹蔗，亦曰蜡蔗；小而燥者荻蔗，又曰竹蔗，似粗竹长，其汁为砂糖。”《通雅》曰：“甘蔗，亦曰薯蔗，曰都蔗，曰诸蔗，或作肝蔗。”《正字通》“肝”字条曰：“《小说》假作‘肝𤢆’。”按：蔗有数种，故曰凡蔗亦然。谓蛔消谷虫，殊非理也。

《尸子》曰：“有医竘（音驱王反）者，秦之良医也，为宣王割痤，音在戈反。为惠王疗痔，皆愈。张子之背肿，命竘治之，谓医竘曰：‘背非吾背也，任子制焉。’治之遂愈。竘诚善治疾也。张子委制焉，治身与国亦犹此，必有所委制然后治。”《太平御览》引。

病者之于医，有自用不委制者；有眩死生不委制者。受治如张子，而后医能尽其术矣。

《关尹子》曰："圣人大言金玉，小言桔梗、芣苢①，用之当，桔梗、芣苢生之；不当，金玉毙之。"《九药篇》。

与《庄子·徐无鬼》《淮南子·说林训》一意。

《列子》曰："宋阳里华子中年病忘，朝取而夕忘……阖室毒之。谒史而卜之，弗占；谒巫而祷之，弗禁；谒医攻之，弗已。鲁有儒生自媒治之，华子之妻子以居产之半请其方。儒生曰：'此固非卦兆之所占，非祷请之所祷，非药石之所攻。'"《周穆王传》。

张湛曰："疹疴结于脏腑，疾病散于肌体者，必假脉诊以察其盈虚，投药石以攻其所苦。若心非嗜欲所乱，病非寒暑所伤，则医师之用宜废也。"王充曰："有痴狂之疾，歌啼于路，不晓东西，不睹燥湿，不觉疾病，不知饥饱，性已毁伤，不可如何。前无所观却无所畏也，"《论衡·率性篇》至失心如此，非药石所治也。

又曰："龙叔谓文挚曰：'子之术微矣，吾有疾，子能已乎？'文挚曰：'唯命所听，然先言子所病之证。'龙叔曰：'吾乡誉不以为荣，国毁不以为辱，得而不喜，失而不忧，视生如死，视富如贫，视人如豕，视吾如人。处吾之家，如逆旅之舍；观吾之乡，如戎

① 芣苢：即车前草。

蛮之国。凡此众疾，爵赏不能劝，刑赏不能威，盛衰利害不能易，哀乐不能移。固不可以事国君、交亲友、御妻子、制仆隶，此奚疾哉？奚方能已之乎？’文挚乃命龙叔背明而立，文挚自后向明而望之，既而曰：‘嘻！吾见子之心矣，方寸之地虚矣。几圣人也，子心六孔流通，一孔不达，今以圣智为疾者，或由此乎，非吾浅术所能已也。’”《仲尼篇》。

又曰：“吴楚之国有大木焉，其名为櫾。碧树而冬生，实丹而味酸。食其皮汁，已愤厥之疾。齐州珍之，渡淮而北，化为枳焉。”《汤问篇》。

“櫾”与“柚”同，审其所说，是橘非柚也。《书·禹贡》扬州“厥包橘柚”。孔安国曰：“小曰橘，大曰柚，以其同类略言之耳。”愤，胸中气满也；厥，气逆也。橘皮能利膈、下气、消痰，观仲景氏用橘皮诸方而可见矣。橘皮枳实生姜汤曰：“胸痹，胸中气塞短气。”橘皮汤曰：“干呕哕，手足厥者。”橘皮竹茹汤曰：“哕逆者。”茯苓饮曰：“心胸间虚气满不能食。”可以证矣。

又曰：“鲁公扈、赵齐婴二人有疾，同请扁鹊求治。扁鹊治之，既同愈。谓公扈、齐婴曰：‘汝曩之所疾，自外而干腑脏者，固药石之所已。今有偕生之疾，与体皆长，今为汝攻之如何？’”同上。

又曰：“季梁得疾，七日大渐，其子环而泣之，请医。季梁谓杨朱曰：‘吾之不肖如此之甚，汝奚不为我歌以晓之？’杨朱歌曰：‘天其弗识，人胡能觉？匪佑自天，弗孽由人。我乎汝乎，其弗知乎？医乎巫乎，其知之乎？’其子弗晓，终谒三医：一曰矫氏，二曰俞氏，三曰卢氏。诊其所疾，矫氏谓季梁曰：‘汝寒温不节，虚实失度，病由饥饱色欲，精虑烦散，非天非鬼，虽渐可攻也。’季梁曰：‘众医也，亟屏之。’俞氏曰：‘女始则胎气不足，乳湩有余。病非一朝一夕之故，其所由来渐矣，弗可已也。’季梁曰：‘良医也，且食之。’卢氏曰：‘汝疾不由天，亦不由人，亦不由鬼。禀生受形，既有制之者矣，亦有知之者矣，药石其如汝何？’季梁曰：‘神医也。重贶遣之。’俄而季梁之疾自瘳。”《人命篇》。

列子以“无为自然”为宗旨，故并举三氏之论以归重于卢氏，自固寓言耳。然古人论病源，非如后人烦琐，亦可想见矣。湩，乳汁也。

《庄子》曰：“夫子曰：‘治国去之，乱国就之，医门多疾。’愿以所闻思其则，庶几其国有瘳乎！”《人间世篇》。

又曰：“古之真人，得之也生，失之也死；得之也死，失之也生。药也，其实堇也，桔梗也，鸡壅也，豕零也，是时为帝者也，何可胜言？”《徐无鬼篇》。

物当其用，则可以制命，故曰“是时为帝者也”。

堇即毛芹，一名毛茛，有毒，或曰乌头苗。鸡壅，芡实也。豕零，猪苓也。当与《关尹子·九药篇》《淮南子·说林训》参看。

又曰："静然可以补病，眦搣可以休老。"《外物篇》。

补，犹养，又治也。《礼·丧服四制》："苴衰不补。"注：补，犹治也。林西仲曰："眦搣，一说以手按目四眦，令眼神光明。老形之兆，发于目眦皱纹。此可以沐浴老容。"

又曰："先生既来，曾不发药乎？彼所小言，尽人毒也。"《列御寇篇》。

发，宣也。乃不宜发石之言乎，怪而问之也。《列子·黄帝篇》："'发'作'废'，废置也。"亦通。张湛曰："曾无善言以当药石也。"

又曰："秦王有病召医，破痈溃痤者得车一乘，舐痔者得车五乘，所治愈下，得车愈多。子岂治其痔耶？何得车之多也？子行矣！"同上。

医之谀媚贪利，古尚有如此者。《韩非子·备内篇》曰："医善吮人之伤，含人之血，非骨肉之亲也，利所加也，呜呼！今之钓名贪利者，亦独何心乎？"

跋

岳武穆《论兵》曰："运用之妙，存乎一心。"医亦然。吾友台尾士超，笃信仲景，其用方也，如良将行兵，神机妙用，不失分寸。非得运用之妙者，岂能然哉？此编业余所为，凡经史百家言涉医事者，采择无遗。每条加评骘，以示运用之方，至如其论命说、摄生，又可谓能补仲景之阙焉耳。读者细嚼回味，足以见士超有灵心独得，以能运用其所读之书矣。若徒称其淹博，恐非知士超当作之意者。

文久二年壬戌仲冬素行黑田惟孝识

尾台士超辑《医余》四篇，首以命数，命有正有非，数尽期至；越人不能使之起，而天下毙于非命者十九，虽庸医之或令误。然其所以致之，皆因任情纵欲，不能啬其大宝，故次以养性，圣人设教，大而礼乐，小而日用事为，无非具养性葆和之至理，而或忽之，于是灾祥生焉，疾疢作焉，故以疾病治术终焉。世未尝无良医，而舐痔者五车，世道之所以日降，士超所感盖深矣，岂独《医余》云乎哉？

文久二年岁次玄默阉茂病月栗园田惟常

医剩

丹波元简

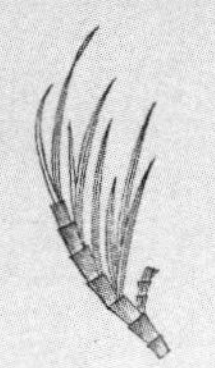

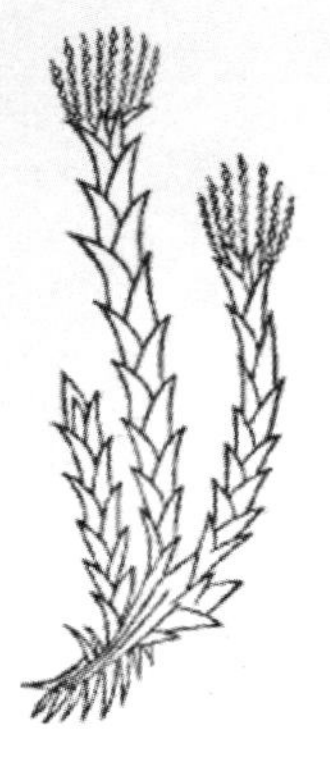

提 要

本书由日本汉医学家丹波元简（栎荫拙者）所著。

本书共分上、中、下3卷。

本书为丹波元简的读书与临证笔记，故取名为《医剩》。

本书记述了丹波元简的平素心得、医者未见未闻之事，对于初学者辨误解惑十分有帮助。

卷上

神农尝药

《孟子》载“为神农言者许行”，而不言及医药。神农尝百草、制医药，世多引《淮南子》为证。余尝考《淮南》文，殊不然矣，曰：“古者，民茹草饮水，采树木之实，食蠃蠬①之肉，时多疾病毒伤之害。于是，神农乃教民播种五谷，相土地宜，燥湿肥硗高下，尝百草之滋味，水泉之甘苦，令民知所避就。当此之时，一日而遇七十毒。”此其尝百草，为别民之可食者，而非定医药也，乃神农之所以称“农”也。陆贾《新语》曰：“民人食肉、饮血、衣皮毛。至于神农，以为行虫走兽，难以养民，乃求可食之物，尝百草之实，察酸苦之味，教民食五谷。”亦可以证矣。而其云“神农定百药”者，昉见世本。《太平御览》引。而郑玄《周礼》注：“神农、子仪之术。”盖其说之来尚矣，而《孔丛子》云：“伏羲尝味百药，乃在神农之前。”杨朱云：“五帝之事，如觉如梦，矧于三皇之事，要之

① 蠃蠬：蠃，通“螺”；蠬，通“蚌”。合为螺蚌之意。

不可知，亦不可穷而已。”及读刘青田《医说》，曰：“天地辟而人生蠢蠢焉；圣人出而后异于物。于是，垂衣裳，造书契，作为舟车、网罟、弧矢、杵臼之器，载在《易经》，不可诬也。凡可以前民用者，圣人无不为之，而况于医乎？辨阴阳于毫毛，决死生于分寸，其用心之难，又岂直舟车、网罟、弧矢、杵臼而已哉？吾固有以知其作于神农、黄帝无疑也。”此言极是。芸窗私志，至谓“神农闻兽语而知药”，怪诞极矣。

先天、后天

先天、后天，在《易》则不过论大人之德矣，而乾宝《周礼》注云：“伏羲之易小成，为先天；神农之易中成，为中天；黄帝之易大成，为后天。”似无谓焉。迨至宋儒，以伏羲之易为先天，以文王之易为后天，遂作之图，最无谓也。元、明以来，医家亦立元气先后天之目，牵强殊甚，然其理则固有焉。经云：“真气者所受于天，与谷气并而充身也。”

三阴三阳

太少阴阳，原是四时之称。董仲舒云：“春者少阳之选也，夏者太阳之选也，秋者少阴之选也，冬者太阴之选也。”《易纬·乾凿度》云：“易始于太极，太极分而为二，故生天地。天地有春秋冬夏之节，故生四时。”虞翻解《易》则云：“四象，四时也。”而后世说易者，专用此论蓍策之数矣。以阳明、厥阴，合称三阴三阳者，医家之言也。《灵枢》云：“两阴交尽，故曰厥阴。”王冰注《素问》云：“厥，尽也。”按：厥、蹷同。《汉·食货志》：“师古注：蹷，尽竭也。”又按，晏子云：“阴冰厥阳，冰厚五寸。”“厥”字，盖与此同义也。两阳合于前，故曰阳明。而后世运气家，强以此为天之六气矣。

《内经》之文似诸书

余尝著《素问解题》一篇，论其为汉人之作，证以前贤之数说，顷刀圭之暇，翻绎①子史，文间有与此相似。古人虽不必剽袭，然足观时世之所以令然。兹举其一二，以证非典谟以前之笔矣。《上古天真论》云：“美其食，任其服，乐其俗。”《老子·八十章》云：“甘其食，美其服，安其居，乐其俗。”又云：“以酒为浆。”《汉书·鲍宣传》：“浆酒藿肉。”《四气调神论》云：“渴而穿井，战而铸兵。”《晏子春秋》云：

① 翻绎：犹推演。

"临难而遽铸兵，噎而遽掘井。"《阴阳应象大论》云："因其轻而扬之，因其重而减之，因其衰而彰之。"《吕氏春秋·尽数篇》云："精气之来也，因轻而扬之，因走而行之，因美而良之。"《阴阳别论》云："一阴一阳结，谓之喉痹。"《春秋繁露》云："阴阳之动，使人足病喉痹。"《六节脏象论》云："立端于始，表正于中，推余于终，而天度毕矣。"《左传·文元年》云："先王之正时也，履端于始，举正于中，归余于终。"又云："草生五色，五色之变，不可胜视；草生五味，五味之美，不可胜极。"《孙子·兵势篇》云："声不过五，五声之变，不可胜听也；色不过五，五色之变，不可胜观也；味不过五，五味之变，不可胜尝也。"此语又见《文子》。《脉要精微论》云："阴盛则梦涉大水恐惧，阳盛则梦大火燔灼，阴阳俱盛则梦相杀毁伤。上盛则梦飞，下盛则梦随。甚饱则梦予，甚饥则梦取。"《列子·穆王篇》云："阴气壮则梦涉大水而恐惧，阳气壮则梦涉大火而燔焫，阴阳俱盛则梦生杀。甚饱则梦与，甚饥则梦取。"《气穴论》云："发蒙解惑，未足以论也。"枚乘《七发》云："发蒙解惑，未足以言也。"《营卫生会篇》云："上焦如雾，中焦如沤，下焦如渎。"《白虎通》引《礼·运记》云："上焦如窍，中焦如编，下焦如渎。"《本神篇》云："生之来，谓之精。两精相搏，谓之神。随神往来者，谓之魂。并精而出入者，谓之魄。所以任物者，谓之心。心有所忆，谓之意；意之所存，谓之志；因志而存变，谓之思；因思而远慕，谓之虑；因虑而处物，谓之智。”此一节。全见《子华子》，其他文势语气，类《淮南》者多。聂吉甫云：“既非三代以前文，又非东都以后语，断然以为淮南王之作，岂其然与?”

巫 医

人而无恒，不可以作巫医，盖巫医唯是医已。《周礼》：“有巫马，即马医。”《汲冢周书》：“乡立巫医，具百药以备疾灾，蓄五味以备百草。”《吕览》云：“巫医毒药逐除治之，故古之人贱之，为其末也。”后汉许杨及王莽篡位，乃变姓名为巫医，逃匿他界，皆非巫与医之谓。《山海经》：“开明东，有巫彭、巫抵、巫阳、巫履、巫几、巫相。”郭璞注云：“皆神医也。”《世本》曰：“巫彭作医。”《楚辞》曰：“帝告巫阳。”又，《吕氏春秋》：“巫彭作医。”《世本》：“巫咸，尧臣也，以鸿术为帝尧之医。”《说苑》云：“上古之为医者，曰苗父。苗父之为医也，以菅为席，以刍为狗，北面而发十言耳。请扶而来，舆而来者，皆平复如故。”《素问》有《移精变气论》，上古之医，必为祝由，则所以有巫医之称也。

伊尹《汤液》

皇甫谧《甲乙经·序》云："伊尹以元圣之才，撰用《神农本草》，以为《汤液》。"盖伊尹负鼎，言负才也，乃谓庖人，遂作《汤液》。原出于卮寓，而后人取附会耳。《素问》有《汤液醪醴论》，俞跗治病，不以汤液醪醴，并非汤药之谓。而《汉书·艺文志》：《汤液经法》十六卷。岂伊尹所作耶？《活人书》"桂枝加葛根汤方"后云："伊尹《汤液》，桂枝汤中加葛根。"今监本用麻黄，误矣。又，《卫生宝鉴·伊尹汤液论》云："大黄黄连泻心汤（三味），今监本无黄芩，脱落之也。"所谓《汤液》，虽今无传，其出于后人依托明矣。

医　学

晋以上无医学之设，及刘宋①元嘉二十年，太医令秦承祖奏置医学，以广教授。后魏及隋，有太医博士助教。唐贞观三年九月，诸州置医学。开元元年，诸

① 刘宋：刘宋指的是南北朝时期的第一个朝代，因其皇帝姓刘，又为区别于赵匡胤所建立的宋朝，故被称为"南朝宋"或"刘宋"。

州置助教，十一年诸州置医学博士。宋医学隶太常寺，神宗时始置提举判局官及教授一人、学生三百人。政和五年正月，州县置医学。元世祖中统二年夏五月，太医院使王猷吉，言医学久废，后进无所师授，窃恐朝廷一时取人，学非其传，为害甚大，乃遣副使王安仁，授以金牌，往诸路设立医学。吴澄《宜黄县三皇庙记》云："医有学，学有庙，庙以祀三皇。肇自皇元，前所未有也。夫上古圣人，继天心，立民命，开物创法，以为天下利，至于今赖之者，莫如三皇也。然历代以来，未闻立庙以祀。唐天宝间，制立三皇庙，与五帝庙同置，命有司以时祭享。盖曰祠古圣云尔，非如今日医学之专庙特祭也。当今潞州府县儒学，有孔子庙，皆因其旧，医学立三皇庙与儒学孔子庙等，则新制也。"乃知医学之制，至于元而始备矣。明初置医学提举司，设提举、副提举、医学教授、学正、官医、提领等官，寻改为太医监，设少监、监丞。吴元年，改监为院，设院使、同知、院判、典薄等官，而各地医学，府正科一人、州典科一人、县训科一人，然似不如元之重医学也。故丘濬《大学衍义补》云："今世之业医者，挟伎以诊疗者有之矣，求其从师以讲习者何鲜也。我太祖内设太医院，外设府州县医学，医而以学为名，盖欲聚其人以教。学既成功而试之，然后授以一方卫生之任，由是进人，以为国医，其嘉惠天下生民也至矣。臣愿究成周所以谓之医师，国朝所以立为医学之故，精择使判以上官，聚天下习医者，俾其教之养之，读轩岐之言，研张孙之技，试之通而后授之职，因其长而专其业，稽其事以制其禄。则天下之人，皆无夭阏之患，而跻仁寿之域矣，是亦王者仁政之一端也。”今依此言而推之，当时医学之衰废，可以知也。而嘉靖十五年，建圣济殿于文华殿后，以祀先医。二十二年，从侍医之请，又建景惠殿于太医院，以祀先医。令大臣春秋主祀，盖未始于医学建三皇庙也。清因之，雍正元年，覆准行文直省巡抚，查所属医生，详加考试，课有《类经注释》《本草纲目》《伤寒论》三书者，指名题请，授为医学官教授。每省设立一员，准其食俸三年，如果勤慎端方，贡入太医院，授为御医。凡所属州县卫习医人，令其访明考试，即将三书教习，有精通医理者，呈报巡抚，给咨太医院考试，上者授以吏目、医士等官，其有年力不能赴京者，留为本省教授待缺，其致祭三皇于太医院之景惠殿。顺治元年定，仪注详出《会典》。然医学之制，未得其详。享和癸亥冬，苏门民医胡振兆新，来寓于崎岙，因使译官问之，胡乃复曰：“儒学者设立教官，专管在学诸生，衙署学宫之傍，凡读书人，考取秀才，则知府、知县，送入学内，教官迎进，拜孔圣，后即拜教官，为老师，所谓进学之称也。医学者不过本地医家，寒士寂寞，官长强点充任，虽名医官，实以备承应传唤，兼治罪犯之人，每年俸谷无多，仍可在家诊治，并无学宫，亦不课教子弟，盖闾阎医士，一切衙门，俱不承应。俱读书人为多，官长延请，须用名帖，所以医学之不屑为也。三皇庙者，寺院也，非学也，有道士承应供奉，医家朔望进香。”此盖就苏门一地而言之，如两直隶，恐不如此也。

三皇庙

洪武四年，诏曰：“三皇继天立极，开万世教化之原，汩于药师可乎。”天下郡县，毋得亵祀，而至嘉靖二十二年，建三皇庙于太医院北，名景惠殿。又，至隆庆四年，礼部侍郎王希烈建言，三皇既祀于历代帝王庙，又祀于文华东室，乃又杂之医师，使共俎豆，不亦渎且亵乎？且官廨中，止宜有祠，不宜有殿，穆宗不欲改先帝之制，报罢。万历十八年，詹景凤修南京太医院三皇庙，谓“三皇之称，于医无取”，更额曰“圣医庙”，事详于其所汇刻《医学集览·序》。按：“圣医庙”之称，为协其实焉，然今清朝，犹仍元明之旧制。

医　科

医之立科，历代不同。周四科：疾医、疡医、食医、兽医。见《周礼》。唐七科：体疗、少小、耳目、口齿、角法、按摩、咒禁。见《六典》。宋设三科教之，曰：方脉科、针科、疡科。见《选举志》。又太医局，有丞，有教授，有九科，见《职官志》。而九科无考。金十科，亦无考矣。元十三科：大方脉杂医科、小方脉科、风科、产科兼妇人杂病科、眼科、口齿兼咽喉科、正骨兼金镞科、疮肿科、针灸科、祝由科。见《辍耕录》。按：《得效方》同，唯除祝由科。《辍耕录》云："出《圣济总录》。"今《圣济》无考，可疑。《续文献通考》无风科，妇人产科为一科，有伤寒科、按摩科。《事物绀珠》：古十三科，更有兽医，又名牛医。明十三科：大方脉科、伤寒科、小方脉科、妇人科、口齿科、咽喉科、外科、正骨科、痘疹科、眼科、针灸科等。出《明会典》。按：郑晓《吾学编》十三科：曰大方脉、曰小方脉、曰妇人、曰疮疡、曰针灸、曰眼、曰口齿、曰接骨、曰伤寒、曰咽喉、曰金镞、曰按摩、曰祝由按摩，以消息导引之法，除人八疾。祝由，以咒禁祓除邪魅之为厉者。二科今无传。考《会典》凡十一科，乃除按摩、祝由二科也。《古今医统》：古十四科，更有脾胃科。李楼《小仙杂录》与《吾学编》同，无按摩科，以口齿、咽喉为一科，有风科、养生科。清十一科，曰：

大方脉、小方脉、伤寒科、妇人科、疮疡科、针灸科、眼科、口齿科、咽喉科、正骨科、痘疹科。今痘疹归小方脉，咽喉、口齿共为一科，现设九科。见《清会典》。王子接《十三科古方选注》：伤寒科、内科、妇科、外科、幼科、痘疹科、眼科、咽喉科、折伤科、金镞科、祝由科、符禁科，此十二科，欠针灸科。王棠《知新录》无金镞、按摩、祝由，有痘科、疹科，分针与灸为二科，未知何据也。

吕元膺论医

吕元膺论历代诸医，其文仿梁·袁昂《书评》①体，譬喻切当，为后学之楷则。其言曰："扁鹊医，如秦鉴烛物，妍媸不隐；又如奕秋遇敌，著著可法，观者不能测其神机。仓公医，如轮扁斫轮，得心应手，自不能以巧思语人。张长沙医，如汤武之师，无非王道，其攻守奇正，不以敌之大小，皆可制胜。华元化医，如庖丁解牛，挥刀而肯綮无碍，其造诣自当有神，虽欲师之而不可得。孙思邈医，如康成注书，详制度训诂，其自得之妙，未易以示人，味其膏腴，可以无饥矣。庞安常医，能启扁鹊之所秘，法元化之可法，使天假其年，其所就当不在古人下。钱仲阳医，如李

① 《书评》：全称《古今书评》，一卷，为奉敕品评之作。

靖用兵，度越纵舍，卒与法会，其始以《颅囟方》著名于时，盖因扁鹊之因时所重，而为之变尔。陈无择医，如老吏断案，深于鞫谳，未免移情就法，自当其任则有余，使人代治则繁剧。许叔微医，如顾恺写神，神气有余，特不出形似之外，可摸而不可及。张易水医，如濂溪之图太极，分阴分阳，而包括理气，其以古方新病自为家法，或者失察，刚欲指图为极，则近乎画蛇添足矣。刘河间医，如橐驼种树，所在全活，但假冰雪以为春，利于松柏，而不利于蒲柳。张子和医，如老将敌对，或陈兵背水，或济河焚舟，置之死地而后生，不善效之，非溃则北矣。其六门三法，盖长沙之绪余也。李东垣医，如狮弦新缓，一鼓而竽籁并熄，胶柱和之，七均①由是而不谐矣，无他，稀声之妙，非开指所能知也。严子礼医，如欧阳询写字，善守法度，而不尚飘逸，学者易于模仿，终乏汉晋风。张公度医，专法仲景，如简斋赋诗，每有少陵气旨。王德肤医，如虞人张罗，广络原野，而脱兔殊多，诡遇获禽，无足算者。”见戴九灵《沧州翁传》。

① 七均：古代以七音配十二律，每律均可作为宫音，以律为宫所建立的七种音阶，称为七均。

天　医

范成大《问天医赋·序》云："按《晋书》，卷舌六星，其一曰天谗，主巫医。"而孙氏《千金》书："以日辰推天医所在，其是欤?"田汝成《西湖志》云："天医院钱唐名医朱应轸建以奉陶、吴、许三真君。"钱希言《獪园》云："天医有十三科，今在天曹，属陶、许两真人职掌。"《月令·广义》引《潜居录》云："八月朔，古人以此日为天医节，祭黄帝、岐伯，寿域神方，有八代天医名衔。"

解胪穿胸

《抱朴子》："淳于解胪以理脑。"又，《初学记》引《抱朴子》云："文挚愆筋以疗危困，仲景穿胸以纳赤饼。"王冰《宝命全形论》"坏府"注，引此文。又，皇甫谧《释劝论》："岐伯剖腹以蠲肠，乃不特俞跗、华佗能斯术。

扁鹊墓

《酉阳杂俎》云："卢城之东，有扁鹊冢。云魏时针药之士，以卮腊祷之，所谓卢医也。”范成大《揽辔录》云：“伏道有扁鹊墓，墓上有幡竿。”《人传》云：“四旁土可以为药，或于土中得小圆黑褐色石，可以治病。”徐氏笔精可疗饥，疑传闻之讹。《石湖集》载其诗云：“活人绝技古今无，名下从教世俗趋，坟土尚堪充药饵，莫嗔医者例多卢。”楼攻媿《北行日录》云：“乾道五年十二月十四日，车行四十五里，过伏道，望扁鹊墓，前多生艾，功倍于他艾。”王兆云《挥尘新谭》云：“扁鹊墓在河间任丘县，其祠名药王祠，前有地数亩，病者祷神，乃以珓卜之。许则云从其方取药，如言掘土，果得药，服之，无弗愈者。其色味不一，四方来者，日掘千窟，越宿俱平壤矣。文安王公守苏，为陆给事子俞言如此。”朱国祯《涌幢小品》云：“鄚州土城无门扉，相对如阙，中有药王庙。王即扁鹊，州人也，封神应王。神庙玉体违和，慈圣皇太后祷之，立奏康宁，为新庙，建三皇殿于中，以历代之能医者附焉。”周石匏《东京考》云：“扁鹊墓，在阊阖门外西北菩提东。原在子城内，唐元和十五年，宣武节度使张弘靖徙葬于此。相传四旁土，可以为药，祷而求之，或得丸如丹剂。”《神仙通鉴》云：“扁鹊死于商都之阴，时年九十七，阳厉趋至死所，哀哭殓葬于路旁。有病者，至墓祷求，撮土煎汤，服之即愈。或得小丸如丹，虽危证可救。墓旁多生艾草，能灸百病，后人为之立庙。”吴震芳《述异记》云：“山西潞城县，民病不服药，亦无医。县南十余里，有卢医山，上有卢医庙，皆石壁、石柱、石瓦，远近病者，持香烛楮钱，请庙通籍贯，述病缘，用黄纸空包，压香炉下。祷毕，纸包角动，开视得红丸者，入口病即愈；白丸者，淹缠数日可愈。病不起者无药，再四渎焉，即与黑丸，服之亦死，无益也。庙门夜有二黑虎守之，傍晚即相戒，不敢上山矣。”按：诸书所载如此，虽是理之渺茫者，大抵不得死于当时，而其遗灵赫赫于千载之后者，关壮缪岳武穆之俦皆是。若我扁鹊，其技实旷古一人，而遂为醯被杀，其亦宜如此，不足深怪也。元好问尝作《扁鹊庙记》，详论此事。近沈归愚德潜①亦有题《扁鹊墓诗》云：“荡荡荡阴里，荒荒扁鹊墓。积此终古恨，草生不复青。当年活人多，到处留令名。活人转见杀，忌者争相倾。毋怪后世医，庸庸保其生。”又，陶西圃镛②诗云：“一坏尚起膏肓疾，九死难医嫉妒心。”又，乾隆御制有数首。

---

① 沈归愚德潜：沈德潜（1673～1769年），字碻士，号归愚。清代诗人。

② 陶西圃镛：陶镛（生卒不详），字序东，号西圃。（《芜胡县志》）

黄帝时有仓公

嵇康《养生论》，李善注云："《经方小品》，仓公对黄帝曰：'大豆多食，令人身重。'"予谓此陈远公《石室秘录》之祖。《泊宅编》："汉武帝病渴，仲景为八味丸。"《己任编》："张仲景立八味丸，治汉元帝三阴疟。"疏谬亦甚。

三折肱

王棠《知新录》云："三折肱知为良医，谓屡折其臂，能参考其方之优劣也。"后人谓"三次曲肱而思，慎于下药"，此说非也。《楚辞·九章》云："九折臂而成医兮。"吾今而知其信然，岂亦下药而用九次思索乎？简按：据王氏此说，"三"，苏暂切，去声。"三"字、"九"字皆虚用，作实数也。屡折其臂，即折伤之义。于《左传》原文，为确当焉。陆俨山解《孟子》"折枝"云："枝、肢，古通用。折枝，犹折腰也。折腰敬长，即孩提常事，于长者义亲切。"知后说"折"字，乃与"折腰"之"折"同，义似不稳当。参方之优劣，见《孔丛子》"梁丘据遇虺毒"章孔子语。

以偏得名

《医说》载："藏用匣中三斛火，陈承箧里一盘冰。"《六帖》，陈承，作"刘寅"。《浙江通志》云："严观仁和人，不拘古方，颇有胆略，用姜汁制附子，是以用获奇效，人称之曰严附子。"《倘湖樵书》云："近有陈姓医人，不问何疾，专用石膏，时人呼为陈石膏。"又，《会稽县志》云："张介宾，号景岳。年十三，随父至京，学医于金英，尽得其传。暇即研穷《书史》，医法东垣、立斋，喜用熟地黄，人呼为张熟地。"此皆以偏得名也。

王叔和

程郊倩《后条辨》诋王叔和书其字，而郑渔《仲氏族略》："王叔，姬姓，周襄王之子，王叔虎之后也。"然则王叔氏，和其名，亦不可知也。清·储大文《存研楼集》云："今王叔和墓在岘山下。"未知地志有载此者否？

王 冰

李濂《医史》："王冰，一作'王砯'。"乾隆《四库总目》云："冰名见《新唐书·宰相表》，称为京兆府参军。"林亿等引《人物志》，谓冰为太仆令。未知孰是。然医家皆称：王太仆，习读亿书也。其名，晁公武《读书志》① 作"王砯"。《杜甫集》有赠重表姪王砯诗②，亦复相合。然唐宋志皆作"砯"。而世传宋椠本《素问》亦作"冰"，或公武因杜诗而误欤？予按：晁公武《读书志》作"王砯"。沈作喆《寓简》、戴侗《六书故》之类并同。而考杜诗，作"王砯"。砯，披冰切，音砰；砅，理罽切，厉同，即深则厉之厉。"砯""砅"字递别，作次注者疑非杜之重表姪，然宝应之时杜犹在，与王冰同时，况砯、砅一点之差，则其果然否，亦不可知也。

朱、葛齐名

陆采《都公谭纂》云："元江浙行省有某平章者，

① 《读书志》：全称《郡斋读书志》。

② 赠重表姪王砯诗：指《送重表侄王砯评事使南海》。

将之任，道间忽染中风，四肢不举，延吾乡葛可久治之。可久登其舟，金华朱彦修先在，二公素相闻，而不相识，见之甚欢，乃共脉平章。彦修曰：‘疾已殆，不可药矣。’可久曰：‘吾固知其殆，然尚有一针法。’彦修曰：‘君之针第可运其二肢，无益也。’左右强可久针，针入，如彦修之言。彦修问平章家道里远近，以指计之，谓左右曰：‘即回尚可抵家，稍迟无及矣。’后平章还，果以及门而卒。”又，徐祯卿《异林》云：“朱彦修尝治浙中一女子瘵，且愈，颊上两丹点不灭，彦修技穷，谓主人曰：‘须吴中葛公耳。然其人雄迈不羁，非子所致也，吾遣书往彼必来。’主人悦，具供帐舟楫以迎，使至，葛公方与众博大叫，使者俟立中庭。葛公瞪目视之曰：‘尔何为者?’使者奉牍跪上之。葛公省书，不谢客行，亦不返舍，遂登舟，比至。彦修语其故，出女子视之，可久曰：‘法当刺两乳。’主人难之。可久曰：‘请覆以衣。’援针刺之，应手而灭。主人赠遗甚丰，可久笑曰：‘吾为朱先生来，岂责尔报邪?’悉置不受。”按：二书所载，葛、朱之技自无轩轾①焉，而《明世说》则曰：“葛脉一人曰：‘子三年疽发背不救矣。’朱教以日饮梨汁，不致大害，后果无

① 轩轾：车子前高后低称轩，前低后高称轾。比喻高低优劣，互有短长。

恙。葛知其故，叹曰：‘竟出朱公下，何医为？’悉取平生所论著焚之，曰：‘留之适以祸人。’”此与《夷坚志》所载杨吉老、茅山道士之事相类，疑归美于朱之溢谈耳。

运　气

运气之宗，昉于《素问》，见《褚澄遗书》。褚，南齐人。然则运气之混于《素问》，在于六朝以前乎。褚书盖萧渊所依托，“得于古冢中”云者，乃欲托汲冢古书耳。隋·萧吉作《五行大义》，上自经传，下至阴阳医卜之书，凡言涉五行者，莫不网罗搜辑焉。特至五运六气“胜复加临”之义，则片言只字，无论及者。其起于隋以后，确乎可知矣。而其说凑合《纬》《医》二书所立，正是一家。未知创于何人，岂所谓玄珠先生者乎？但至王冰，采而阑入《素问》篇内，其说始显。然竟唐代犹未闻有言之者，后及宋刘温舒、沈括、杨子建辈笃信之，精诣其理，各有所发明。而当时泗州杨吉老尝谓黄鲁直曰：“五运六气，视其岁而为药石，虽仲景犹病之也。”此言极是。伊川朱子亦尝论其浅近焉。而《伤寒论》卷首所载运气诸图，未知出于何人之手。黄仲理云：“‘南北二政三阴司天在泉寸尺不应交反脉图’并图解、‘运气图说’，出刘温舒《运气论奥》。又，‘六气上下加临补泻病症图’并‘汗差棺墓图歌括’，出浦云《运气精华》。又，‘五运六气加临转移图’并图说，出刘河间《原病式》。后人采附仲景《伤寒论》中。夫温舒、浦云、守真三家之说，岂敢附于仲景之篇，特后人好事者为之耳。”缪仲淳《论运气》云：“予从敝邑见赵少宰家藏宋版《伤寒论》，皆北宋善版，始终详检，并未尝载有此说。六经治法之中，亦并无一字及之，予乃谛信予见之不谬，而断为非伤寒外感之说。”按：赵少宰，盖赵开美与仲淳同海虞人，今所传宋版《伤寒论》，乃系于开美翻镂，而无运气诸图，正与仲淳言符矣。予家藏元版成无忌注解本，亦不载此诸图，知是出成氏以后之人也。

对　脉

《旧唐书》：“柳太后病风不能言，脉沉而口噤。”《新唐书》作“脉沉而难对”。按：宋·太平老人《袖中锦》云：“宫中以诊脉为对脉。”盖“难对”，谓脉沉伏而诊得之难也。又，唐·裴庭裕《东观奏记》云：“上宣宗自不豫，宰辅侍臣无对见者，疮甚，令中使往东都太仆卿裴诩宣索药。中使往返五日，复命召医疮方士、院士，对于寝殿。院言：‘可疗。’既出，不复召矣。”所谓“对于寝殿”，亦诊脉于寝殿也。

息数不同

人一日一夜，凡一万三千五百息。方以智云：“穷之盖洛书之数也，而考诸书其数不一。”张景①《医说》：“一万三千五百二十息。”《小学绀珠》引胡氏《易说》：“一万三千六百余息。”胡鲜金悦卿《梅月堂集》云：“人一日有一万三千六百呼吸，一呼吸为一息，则一息之间，潜夺天运一万三千六百年之数。一年三百六十日，四百八十六万息。”《天经或问》：“二万五千二百息。”吕蓝衍《言鲭》云：“一气之运行，出入于身中，一时凡一千一百四十五息。一昼夜，计一万三千七百四十息。”《释氏六帖》引《罥意经》云：“一日有三万六千五百息也。”何梦瑶《医碥》云：“《内经》曰：‘脉一日一夜五十营。’营，运也。经谓人周身上下、左右、前后，凡二十八脉，共长一十六丈二尺。五十运，试长八百一十丈，呼吸定息脉行六寸，一日夜行八百一十丈，计一万三千五百息。”按：此伪说也，人一日夜，岂止一万三千五百息哉？据何之言，佛说西说，并多于一万三千五百，未知以何为实数也。

---

① 张景：当为张杲。自宋元之际马端临《文献通考》误“张杲”为“张景”之后，《医说》刊本多有沿其误者。

轻身延年

《论衡》云："道家或以服食药物，轻身益气，延年度世，此又虚也。夫服食药物，轻身益气，颇有其验，若夫延年度世，世无其效。百药愈病，病愈而气复，气复而身轻。凡人禀性，身本自轻，气本自长。中于风湿，百病伤之，故身重气劣也。服食良药，身气复故，非本气少身重，得药而气乃长，身更轻也，禀受之时，本自有之矣。故夫服食药物除百病，令身轻气长，复其本性，安能延年至于度世？有血脉之类，无有不生，生无不死，以其生故知其死也。"仲任之言，极为直切，盖当时其说盛行，故具论如此。陶隐居云："《本草》后汉时书，今阅之无药而不有延年轻身之说者，时势令然也。"

药物所出

陶弘景云："《本经》所出郡县，乃后汉时制，疑仲景、元化等所记。"又，《颜氏家训》云："《本草》神农所述，而有豫章、朱崖、赵国、常山、奉高、真定、临淄、冯翊等郡县名，出诸药物，由后人所羼，非本文也。"又，《证类本草》"滑石"条云："赫阳县先属南阳，汉哀帝置，明《本经》所注郡县，必是后汉时也。”今考《本经》，一无言所出者，唯“女萝”“柳华”二条仅有焉。盖慎微修《证类》时，误为黑字耳，及时珍作《纲目》犹且不察，以旧经所载地名，为《别录》文，此袭《证类》之误也。唯《太平御览》所引《神农本草经》，每药下载所出地名，且文字与卢复本颇异，此乃旧经之文矣。

王冰引《月令》

《寓简》云：“王砅注《素问》叙气候，仲春有芍药荣，季春有牡丹华，仲夏有木槿荣，仲秋有景天华，皆今《月令》历书所无。又，以桃始华为小桃华，王瓜生为赤箭生，苦菜秀为吴蔡华，戊寅历皆有之。”按，晁公武《读书志》：《唐月令》一卷，唐明皇改黜旧文，附益时事，号《御删月令》，升为首卷。意是王氏所引，乃《唐月令》而已。郎瑛以为《淮南》文，田艺蘅以为伪撰，俱不考耳。

背阳腹阴

《金匮真言论》云：“言人身之阴阳，则背为阳，腹为阴。”或曰：“阴阳”二字互误已，人南面则腹乃为阳，背乃为阴。老子曰："万物负阴而抱阳。"又，《阴阳离合论》曰："圣人南面而立，前曰广明，后曰太冲。"况于其文，南主夏，故"腹"字从夏肉；背为北，故"背"字从北肉。朱子云："天地东西南可见，而北不可见。人之瞻视，亦前与左右可见，而背不可见，此皆其明证也。"予谓此说不必也，凡物有体质，有功用。以功用言，则背阴腹阳也；而以体质言，背阳腹阴也。盖天地之道，大为阳，小为阴；高为阳，卑为阴；外为阳，内为阴。《易》云："立天之道，阴与阳；立地之道，刚与柔。"又云："乾刚坤柔。"今夫以大小视之，背大而腹小。以高卑视之，背位于上，而有覆帱之势，乃天之象；腹居于下，而有受载之形，乃地之象。以刚柔外内言之，背刚坚而在于外，腹柔软而在于内，且男生而覆，女生而仰，其溺水亦然。背为阳，腹为阴，而阳经行于背，阴经行于腹者，体质之势也。人之于走兽飞禽、鱼鳖虫豸之属，虽伏走飞翔、浮游蚑行，其状各异，然至其禀天地阴阳之气，各具其体则一也。今夫背阴腹阳，于人犹可言耳，至如走兽飞禽、鱼鳖虫豸之属，谓之背阴腹阳而可邪？且如"背"字，《说文》云："从北肉声。"然如"腹"字，则偏旁从复，而非夏。况《易》以腹为坤，岂可为夏肉乎？夏肉果为腹，则"背"字当是冬肉，北肉果为背，则"腹"字当是南肉。滑是水之骨，坡是土之皮，字学家说，岂足据乎？予因谓背腹阴阳，有功用、体质之别，必不可拘于一说矣。

动　气

近有传，荷兰学者云："人脊骨里面，有一条大动脉，乃百脉之源地。揣人腹上，恻恻跳手者，即其动也。"予考《灵》《素》已有其言，不特昉于荷兰焉。按：《五音五味篇》云："冲脉循背里为十二经之海。"《岁露篇》云："卫气之行风府，日下一节。二十一日，下至尾骶；二十二日，入脊肉，注于伏冲之脉。"《疟论》作"伏膂之脉"。《天真论》云："太冲之脉盛，月事以时下。"全元起、《太素》《甲乙》并作"伏冲之脉盛"。《逆顺肥瘦篇》云："夫冲脉者，五脏六腑之海也，五脏六腑皆禀焉。"《海论》云："太冲脉者，五脏六腑之海也。"《动输篇》云："冲脉者十二经之海也，与少阴之大络起于肾。"《灵》《素》诸篇，所论如此，曰冲脉、曰伏冲、曰太冲、曰伏膂之脉，皆其所谓大动脉者是也，则亦其所谓"百脉之源"者是也。又，《百病始生篇》云："虚邪之中人也，其著于伏冲之脉者，揣之应手而动。"《举痛论》云："寒气客于冲脉，冲脉起于关元，随腹直上。寒气客则不通，脉不通则气因之，故喘动应手。"喘、蠕，音通。此论其动之发于外者，所谓动气是也。噫！经言何有所无，乃知不昉于荷兰矣。又，尝考吕广注《难经》“肾间动气”云：“气冲之脉者，起于两肾之间，主气，故言肾间动气。”按：所谓五脏六腑之本、十二经之根，与《灵枢》云“五脏六腑之海”“十二经之海”者，所指必同。且《阴阳离合论》云：“太冲之地，名曰少阴。”《动输篇》云：“与少阴之大络起于肾。”则吕氏之说，有所据焉。今验之，冲脉之见，有虚实之分：凡人之腔里，一处有罅隙之地，则脉动发泄，或左或右，虚之所在，随而应手焉；而又其有食积、留饮、痃癖、癥瘕等物，则物与脉相抵触，实之所在，亦随而应手焉。《伤寒论》源于《十六难》，立“动气”在于左右上下者，“不可汗下”之戒，盖其一端已。

记 性

汪讱庵云：“金正希先生尝言：‘人之记性皆在脑中，凡人外见一物，必有一形影留在脑中。’小儿脑未满，老人脑渐空，故皆健忘。愚思凡人追忆往事，必闭目上瞪而思索之，此即凝神于脑之意也。”出于《本草备要》“辛夷”注。王惠源《医学原始》亦云：“人之一身，五脏藏于身内，止为生长之具；五官居于身上，为知觉之具；耳、目、口、鼻聚于首，最显最高，便与物接。耳、目、口、鼻之所导入，最近于脑，必以脑先受其象而觉之、而寄之、而剖之、而存之也。故云：心之记，正记于脑耳。”《黄庭内景》亦言“脑为泥丸宫，元神居焉”，是必有本，何惑之有？予按，荷兰说：“人之精神在于脑中，故人断头立死。”亦与内影之说符矣。而《五杂组》《谈荟》载头断而不死者数则，此皆人妖耳。

解剖脏腑

朱载堉《律学新说》云：“岐伯曰：‘夫八尺之士，皮肉在此，外可度量切循而得之，其死可解剖而视之。’盖太古时风俗淳朴，死则弃之于野，初无衣衾、棺椁之葬，故使为医术者，可得剖而视之，亦无所禁。后世圣人，取诸太过之象，始制棺椁，由是之后，国有残毁尸体之禁，无敢剖而视之者。以此推之，知彼医经，其来之远，又奚止于三代而已？此说非也。”赵与时《宾退录》云：“广西戮欧希范及其党，凡二日，剖五十有六腹，宜州推官灵简皆详视之为图，以传于世。王莽诛翟义之党，使太医尚方与巧屠，共刳剥之，量度五脏，以竹筵导其脉，知所始终，云可以治病，然其说今不传。”又，晁公武《郡斋读书志》载《存真图》一卷，皇朝杨介编。崇宁间，泗州刑贼于市，郡守李夷行遣医并画工往视，决膜摘膏肓，曲折图之，尽得纤悉，介校以古书，无少异者，比欧希范五脏图过之远矣，实有益医家也。又，《闻见后录》，载无为军医张济能解人，而视其经络，则无不精。因岁饥疫人相食，凡视一百七十人，以行针，无不立验。按：明·程式亦尝解倭人，检视脏腑，详见其《医彀》中。近世斯邦医家，亦好剖解，验以荷兰内景书，颇极精微，然有益于外科，而无裨于内科矣。

少　腹

王冰注《气交变大论》云："少腹谓脐下两旁髎骨内也。"刘熙释名云："自脐以下曰水腹，水汋所聚也。又曰少腹。少者，小也，比于脐上为小也。"《诸病源候论》以少腹为膕腹，未详何义。

玉　房

《诸病源候论》："玉房蒸，男则遗沥，女则月候不调。"又曰："精藏于玉房，交接太数则失精。"玉房未知何处。明·李君实《紫桃轩杂缀》云："《铜人针灸图》载脏腑一身腧穴，有玉环俞。"不知玉环是何物。张紫阳《玉清金华秘文》论"神仙结丹处"曰：

“心下肾上，脾左肝右，生门在前，密户居后，其连如环，其白如绵，方圆径寸，包裹一身之精粹，此即玉环也。医书论诸种骨蒸，有玉房蒸，亦即是玉环。其处正与脐相对，人之命脉根蒂也。”按：今针灸图，“玉环”作“白环”。

性命之根

陆文量《菽园杂记》云：“回族其俗善保养者无他法，唯护外肾，使不着寒。见南人夏着布袴者，甚以为非，恐凉伤外肾也。云：‘夜卧当以手握之令暖，谓此乃生人性命之本根，不可不保护。’”此说最有理。张文潜《明道杂志》云：“洛阳刘几年七十余，精神不衰，体干清健，犹剧饮。予素闻其善养生，因问之。曰：‘暖外肾而已。以两手掬而暖之，默坐调息，至十息两肾融液如泥，瀹入腰间。此术至妙。’”冯梦祯《快雪堂集》：“与何民部书云：‘昨视丈病体，大都虚火上腾，火降即安矣。弟所善方士张君善用救命索，其法唯紧缚外肾，虽垂绝之症，可以立苏。现有一人，症与丈同，行此法而愈。试验非一，特为送致诸，努力珍护，以待平复。’”祝允明《苏谭》云：“口疮无问新旧，遇夜卧，将自己两睾丸，以手枥紧，左右交手，揉三十五遍。每夜睡觉辄行之，愈于服药。”诸书所载如此。予闻北人冒雪而行，必以稻秆打揉包外肾，必不冻死。又，人多误扑损外肾立殒者，乃其为性命之本根明矣。然宫刑男子割势。势，外肾也。《韵会》云："外肾为势。"《刑德经》云："势，阴核也。"《折骨分经》云："外肾，睾丸也。"李时珍《纲目·人部》载："人势，为阴茎。"未见所本。所谓宦者去其宗筋是也，而骟马、宦牛、羯羊、阉猪、洁鸡、善狗、净猫之属，《事物纪原》云："汉文始阉洁六畜。"亦皆剧其势者，云此易肥焉。又，《种树书》有骟树之法："人畜去其性命之本根，而不死者，犹树木之骟，而不凋枯耶。"予弱冠时，见一商家仆，年二十余，阴囊肿痛十余日，隐忍不语人。忽一日破裂，失血数升，昏冒困惫，吐蛔五条，汤药皆呕。予因与单甘草汤，而呕止。家人以为便血，方其除秽见之，双丸坠在于蓐上，家人惊惶，急邀外科疗之，凡百日许而痊，寻归其乡于江州。后数年，问之江州人，乃云："渠今犹无恙。所坠睾丸，常绵裹藏于匣中。若寒日启之，体忽娄栗①。若误置之于高处，眩瞀癫晕，苦楚叵耐。"盖彼此气之相应也。祐骨寒而胫脚疼，柯古②《杂俎》尝记之。况于性命

① 娄栗：寒冷貌。

② 柯古：段成式（803～863年），字柯古，唐代文学家，临淄人。代表作有《酉阳杂俎》《续杂俎》《卢陵官下记》《汉上题襟集》《鸠异》等。

之根，理宜然矣。

诊脉借菽

《难经》以菽况诊脉之轻重。前人注解，率不得其旨。盖菽之在荚，累累相连，与脉动指下者相类。以此意推之，言三菽之重者，非三菽加于寸、关、尺之上，一指下各有一菽之重也，通称三部，则三菽也；六菽之重者，三部各有二菽之重也；九菽之重者，三部各有三菽之重也；十二菽之重者，三部各有四菽之重也。以三乘之，可以见耳。今如一部有三菽之重，则于与皮毛相得者，为甚重矣。且何不言三菽、四菽、五菽，而必以三累加之乎？弘前医官服子温良，著《难经愚得》，其说如此，可谓发千古之秘蕴矣。其书未及脱稿，子温没，殊可惋惜也。

手检图

《脉经·第十卷》首标曰："手检图三十部。"明·袁表校本及沈际飞本作"二十一部"。袁《后序》曰："末篇有手检图二十一部，今观其文，则皆复论十二经脉与奇经八脉，三部二十四种，形证所属，无图可见，岂叔和所著？故有图，久不复传耶。乃宋臣林亿札中，则称‘世之传授’。其别有三：隋·巢元方时行《病源》，为第十篇，以第五篇分上下，而撮全经之文，另增篇目者。亿尝据《素问》《九墟》《灵枢》《太素》《难经》《甲乙》、仲景诸书，校其脱漏，仍为十篇以传，则知末篇传疑已久，亿但补正其文。而所谓‘手检图二十一部’云者，直存旧目，无从考证耳。”袁氏所论如此，今阅《脉经》十卷之首，以气口一脉，分为九道，以论三阴三阳、奇经之脉，其义未太明，且不及手三阳、任、督、冲之六脉，知是不止其图失传，其文亦残阙，不可复寻绎焉。而李东璧《奇经考》，以手太阳合手太阴，以手阳明合手太阴，采《脉经》第二卷文，增任、督、冲之三脉，因作九道图，自谓“泄千古之秘藏”，而犹缺手少阳之一位，将何以合三十二部之数？疏谬亦甚矣。吴山甫云：“手检图脉法，唯通融之士能知能行，亦未知图与经文，既亡且缺也。”呜呼！一寸之口，配乎五脏六腑，犹且太烦，纵令古手检图如李氏所撰，岂可得更辨所谓“九道”者，以定奇经八脉之病乎？前年有人问于予者，因以此答焉。

詹、王论脉

詹东图《明辨类函》云：“医者之审病，曰望、曰闻、曰问、曰切。盖以切脉，验之望、问、闻也。先审之有形声，以终审之无形声，内外本末，具知之矣。脉之有浮沉弦数固矣，然浮沉弦数之中，其端各又至烦，苟非问以证闻，闻以证望。原始要终，以求其是；既参又伍，以求其当。脉之所指冥冥，虽求必失之矣。古人置切脉于望、问之终，非谓其症断尽于脉耶，而脉之不可无望、闻、问审矣。”又云：“切脉而断之不瘥者，所恃先有望也、闻也、问也。予谓问尤急焉。欲得其身之所疾病，与疾之所自始，详在问也。今之医者，自负其明，故不问而切脉，一以脉断，即病者欲以其故告，訑訑①然曰：‘我切得之矣，无烦言也。’如斯而得一当，且为不免为幸中。万一失之，如病者何？故医而自负恃，不求细详，最为大病。人命生死在兹，可以轻试而漫投也？”王兆云《湖海搜奇》亦云：“脉理吾惑焉。盖自太史公作《史记》，已言扁鹊饮上池水，三十日能隔垣视见人五脏，特以诊脉为名，则其意固可见矣。今以两指按人之三部，遂定其为某腑某脏之受病，分析七表、八里、九道，毫毛无爽，此不但世少其人，虽古亦难也。世不过彼此相欺耳。”二氏之论，宜为诊家之正眼矣。

---

① 訑訑：形容人自以为很聪明而听不进别人话。

初学诊脉

初学诊脉之际，心以为弦则如弦，既又以为紧则如紧，除浮、沉、小、大、滑、涩等之外皆为尔。譬之静坐闻鹁鸽声，心认脱布袴而听之，则莫闻而不脱布袴；认德不孤而听之，则莫闻而不德不孤，盖心预有所期也。王叔和曰："心中易明，指下难晰。"方此际洗尽胸次所蓄，寓孔神于三指头，自然得矣。

刘 菽

《福建通志》载："刘菽者，邑诸生也。因善病成医，医多奇中。尝自言负病时，独居一室，设木案，置瓦瓶、食器，鸡飞其上，器展转欲坠地，不为动色。于是疗者曰：'病可治。'故其为医也，亦以此法愈人。于《本草》、丹溪、《肘后》诸方，多所发明。于贫者不受谢，人以此益归之。"经曰："精神进，志意定，故病可愈。"宜乎其病愈焉，而及之于人也。

《千金方》

叶梦得《避暑录话》云："孙真人为《千金方》

两部。说者谓凡修道养生者，必以阴功协济，而后可得成仙。思邈为《千金要方》① 时，已百余岁，固以妙尽古今方书之要，独伤寒未之尽，似未尽通仲景之言，故不敢深论。后三十年，作《千金翼》，论伤寒者居半，盖始得之，其用志精审，不苟如此。今通天下言医者，皆以二书为司命也。”按，《千金·伤寒门》云：“江南诸师，秘仲景《伤寒》要方不传，然则方其著《千金要方》，未会研其全书也。后及撰《翼方》，所采摭亦非今所传《伤寒论》，其文字大抵与《玉函经》同，知唐以前，《伤寒论》原自非一通也。”《翼方》世多传乾隆重刊，王肯堂校本，不啻误文数行寻墨，刊脱数十页，予常恨焉。闻城东白医家藏元版，予百计索之不敢许。丙午冬，米价腾跃，渠不能支，遽欲售之。予因鬻杂书数十帙而购之，乃大德乙巳，梅溪书院所刊，文字端正，首尾完备，与肯堂本异，予既得之喜剧。明年六月，浪华木世肃孔恭。不量以元版前方，千里邮致以贻，于是俨然双璧，始具于插架。古人云：“好学之笃，又有好书济其求，不堪欣跃。”聊笔于此。

① 《千金要方》：原书为《千金前方》，疑《千金要方》误排，故改。

《圣济总录》

《政和圣济总录》二百卷，宋《艺文志》《艺文略》《玉海》，晁、陈二氏并不载其目，南宋诸方书未见引据者。盖此书之成，在于徽宗之季年，《圣济经》《和剂局方》之后。洪景卢《容斋随笔》云："宣和殿、大清楼、龙图阁所储书籍，靖康荡析之余，尽归于燕。"考之《宋史》则云："靖康二年，少帝在青城，金人尽索国子监书版，三馆秘阁四部书，大尝礼物，大成乐舞。《明堂大内图》以至乘舆、服御、珍玩之物，辇致军前。意者如此书，镂版才成，未及颁布，亦在其中。尔后南北殊界，彼此不通，故南宋之士不得观之。遂至有并其目而无知者，及金世宗大定中，取所俘于汴都重刊颁行，因传于今矣。呜呼！是书成于北宋，而晦于南宋，不传于中国，而存于夷狄，而徽宗慈心之所寓，得不泯于千载之后者，抑亦奇矣。"清·程云来云："大德重校《圣济总录》，元朝奉诏颁行者，大版大字，每卷首篇署'元耶律楚材'五字，今吉医官及予家所藏大德重校本，亦大版大字，然无'元耶律楚材'五字。原文书法端雅，盖为宋版之旧，但每卷首页，大德重校《圣济总录》卷第某数字，书刻并劣，系于元人改刊无疑矣。"

《活人书》

宋·楼攻媿钥[1]《序》（《增释活人书》）[2] 王作肃著。云："尝闻之老医京师李仁仲之子云：'前朝医官，虽职在药局方书，而阶官与文臣同。《活人书》既献于朝，蔡师垣当轴，大加称赏，即令颁行，而国医皆有异论。蔡公怒，始尽改医官之称，不复与文臣齿'。"楼之言如此，宜乎世之言伤寒者，至知有《活人书》，而不知有长沙之书也。及明·陶节庵《六集》书出焉，又至并《活人书》而无知者。今如斯邦，天下莫不知有长沙之书而读焉，然而其微言大义殆熄矣。

《儒门事亲》

骊恕公忠尝言《儒门事亲》一书："前三卷，议论精确，文亦俊逸；后八卷，乃体裁殊异，必是另一种书，或出于门人之手焉。"后阅《心印绀珠经》云："子和，金宛丘人，氏张，戴人是也。有《儒门事亲》三十篇，《十形三疗》一帙，《治病百法》一帙，《三

---

① 楼攻媿钥：楼钥（1137～1213 年）南宋诗人。字大防，号攻媿。

② 《增释活人书》：即《增释南阳活人书》，王作肃著。

复指迷》一帙，《治心要》一帙，《三法六门世传方》一帙。今考之于《医统正脉》所收本，从第一卷七方十剂绳墨订，至第三卷水解，凡三十篇，此即《儒门事亲》也。自第四卷至第五卷，另是一书。自第六至第十一，乃《十形三疗》也。自第十二至第十五，乃《三法六门世传方》也。寻借元版于西京伊良子氏而抄之，凡三卷，首有中统年间高鸣《序》及金人张颐斋《序》，后有金人无名氏《跋》，篇数与《绀珠经》所载符矣。"恕公没十余年，惜不见此书焉。朝鲜所辑《医方类聚》，多引《十形三疗》《三法六门》，今正脉本《儒门事亲》中并有之。

妄改书名

汪颖著《食物本草》，而改为《东垣食物本草》；王永辅著《惠济方》，而改为《简选袖珍方》；艾元英著《如宜方》，而改为《回生捷录》；李东璧作《脉学》，而改为《张孔受脉便》；程云鹏著《慈幼筏》，而改为《张介宾慈幼新书》；陈司成著《梅疮秘录》，而附之于《窦梦麟疮疡全书》。凡此类不一而足，皆使人眩惑，乃因书贾欲易售耳。

中风

《伤寒论》中风，乃是伤寒中之一证，宋以后呼为“伤风者”是也，而《金匮·中风》乃《灵》《素》所谓“偏枯”，后世“中风”之称昉于此。夫《伤寒论》《金匮》元是一书，而同成仲景之手，理宜无以一“中风”之名，互称两种之疾。然《魏志注》引《曹瞒传》云：“魏太祖阳败而㖞口，叔父怪而问其故，太祖曰：‘卒中恶风。’叔父以告嵩，嵩惊愕呼太祖，太祖口貌如故，嵩问曰：‘叔父言汝中风，已瘥乎？’太祖曰：‘初不中风。’”魏武与仲景氏同汉末人，知当时有此语。又按：后汉朱浮与彭宠书，伯通独中风狂走，此以狂为中风，后世狂风、风狂、心风等之称，盖有所由，均之东汉语，所指递殊，不可不知也。若夫后世紫白癜风、落架风、食迷风之类，“风”字竟不可穷诘焉。盖风善行而数变，凡病变动移易不定者，以“风”呼之耶，录以徯①识者。

① 徯：等待。

痰

痰，五饮之一。王氏《脉经》作“淡饮”。宋·黄伯思《法帖刊误》载《初月帖》中云：“淡闷干呕，淡方、淡液之‘淡’，干古、干湿之‘干’。”今人以“淡”作“痰”，以“干”作“干”，非也。予考之佛典《大般若经·初分愿品》云：“身病有四：一者风病；二者热病；三者痰病；四者风等种种杂病。”又，唐慧琳《一切经音义》云：“淡饮，徒甘反，下于禁反，谓胸上液也。”又云：“淡阴，谓胸上液也。医方多作‘淡饮’，又云‘痰癊’，上音谈，下阴禁反。”按：“痰癊”字无定体，胸膈中气病也，津液因气凝结不散如筋胶，引挽不断，名为痰癊。四病根本之中，此一能生百病，皆上焦之疾也。又，《义楚六帖》云：“四百四病：百一风、百一黄、百一热、百一痰等。”乃知后世以痰饮为诸饮之总称，以为“十病九痰”，或“百病生于痰”之类，皆原于《内典》也。而“痰癊”二字，在我医方，始见《肘后》，乃痰饮耳。而《圣惠方·三十六黄》中，有癊黄一证，此即《巢源》所载阴黄，唯从疒者，与“痰癊”之“癊”自异。《疗痔病经》有癊痔，盖亦阴痔已。

卷中

病分左右

《王文正公笔录》载："太祖与张永德洎当时宿将数人，同从周世宗征淮南，战于寿春，获一军校，欲全活之，而被疮已重，且自言素有瘫风病，请就戮。及斩之，因令部曲视其病患之状，既而睹其脏腑及肉色，自上至下，左则皆青，右则无他异，中心如线直分之，不差发毫焉。按：以理揆之，风属木，木色青，此宜然也。盖人身一气脉也，今及其感病，左瘫者不及右，右痪不及左，麻痹亦有如此者。又有汗出偏于左右者；又有疮疡，左不淫于右，右不浸于左者；又有偏肠毒，自首至踵平分寒热者。"见《船窗夜话》。虽则一气脉，其有界限如此，《笔录》所载，恐不虚诞也。

草子

范成大《桂海虞衡志》云："草子，即寒热时疫。

南中吏卒小民，不问病源，使人以小锥刺唇及舌尖出血，谓之挑草子，实无加损于病，必服药乃愈。”又，王贶《指迷①·论瘴疟》云：“南方谓之中箭，亦谓之中草子，此盖痧病而已。”

吹　　䨴

《癸辛杂识》云：“‘吹䨴’二字，见刘长卿用之，作‘伤寒感冷’意。问之，则谩云：‘出《汉书》。’然莫可考也。继阅方书，于‘香芎散证治’云：‘吹䨴伤风，头疼发热。’此必有所据也。”予考诸书，“香芎散证治”未见有载此二字者，唯《十便良方·伤寒门》首云“伤风吹䨴附”，乃似指感冒。又，《和剂指南》云：“凡伤风者，皆因脱衣感冒，被风吹䨴，着则洒然骨寒毛起，恶风自汗者，乃是伤风证也；凡风吹则体自寒，恶风无汗者伤寒证也。”

病从口鼻入

《仁斋直指》云：“暑气自口鼻而入，凝之于牙

① 《指迷》：即《全生指迷论》，又称《全生指迷方》，原书已佚，现有多种版本，系从《永乐大典》辑出者。

颊，达之于心包络，如响应声，此暑自口鼻而入也。”吴昆《升麻葛根汤考》云：“冬月应寒，而反大温，民受其湿疠之气，名曰冬温。非时不正之气，由鼻而入，皮毛未得受邪，故无汗。”又，《疫疟五神丸塞鼻法考》云：“以疫气无形，由鼻而入，故亦就鼻而塞之。此冬瘟疫气，并自鼻而入也。”又，《太无神术散考》云：“山岚瘴气，谓山谷间障雾，湿土敦阜之气也。湿气蒸腾，由鼻而入，呼吸传变，邪正纷争。”又，《医学全书》云：“瘴气之病，东南两广，山峻水恶，地温沤热。春秋时月，外感雾毒，寒热胸满少食，此毒从口鼻入也，此瘴气自口鼻而入也。”《广笔记》云：“伤寒、瘟疫三阳证中，往往多带阳明者，以手阳明经属大肠，与肺为表里，同开窍于口。凡邪气之入，必从口鼻，故兼阳明证者独多，此阳明病从口鼻而入也。”张锡驹《伤寒直解》云：“霍乱者，不从表入，不涉形层，大邪从口鼻而入，直中于内，为病最急。”又云：“痧者，即天地间不正之气，湿热熏蒸，从口鼻而入，不吐不泻，腹中绞痛，俗所谓绞肠痧是也。此霍乱及痧，并自口鼻而入也。”沈明宗《金匮注》云：“中恶之证，俗谓‘绞肠痧’，即臭秽恶毒之气，直从口鼻，入于心胸肠胃脏腑也，此中恶从口鼻而入也。”诸书所载已如此，世人徒因吴又可之言，而知瘟疫自口鼻而已。

瘴名不一

《巢源》："岭南瘴，犹如岭北伤寒也。"《外台》引《备急》："岭南率称为瘴，江北总号为疟，此由方言不同，非是别有异病。"按，《后汉书·马援传》："军吏经瘴疫。"又，《宋均传》则云："及马援卒于师，军士多温湿病。"由此观之，瘴即温湿之气，特以南方岭嶂之地，此气最酷烈，故谓之瘴气也，其名称颇繁，今以余所知录下：

黄芒瘴、黄茅瘴南方草木状、青草瘴《巢源》，黄梅瘴、新禾瘴《桂海杂志》，黄茆瘴《番禺杂记》，蛤蟆瘴、黑脚瘴、芳草瘴、朴蛇瘴、锁喉瘴、蛇瘴《圣济总录》，冷瘴、热瘴、中箭《瘴疟论》，烟瘴、岚瘴、黄瓜瘴、蚺蛇瘴、蚯蚓瘴、乌蜂瘴、回头瘴、搅肠瘴《管见良方》，梅瘴《摭遗》，鹦鹉瘴《北户录》，哑瘴《岭周卫生方》，花风瘴《医林集要》，乌脚瘴《漳州志》，人瘴《使缅录》，炎瘴、楸头瘴《体仁汇编》，桂花瘴《泉州府志》，暑湿瘴、毒水瘴、孔雀瘴、江米瘴《证治大还》，颓瘴《涌幢小品》，香花瘴、毒淫瘴《广东新语》，菊花瘴《粤述》。

瘴母有二

《岭表录异》云："有物自空而下，始如弹丸，渐如车轮，遂四散，人中之即病，谓之瘴母。"《管见良方》云："腹胁间，有一癖块，而痛者，名曰瘴母。"盖《录异》"瘴母者，乃飓母之属"，《良方》"瘴母者，乃疟母之类"，名同递异。

寒热异治

邝湛若《赤雅》云："炎方土脉疏，地气外泄，人为常燠所熯，肤理不密，两疏相感，草木之气通焉。上脘郁闷虚烦，下体凝冷，吐之不可，下之不可，用药最难。但宜温中固下，升降阴阳，及灸中脘、气海、三里，或灸大指及第五指，皆能止热。予试立验。如用大柴胡汤及麻黄金沸草散、青龙汤，是胶柱鼓瑟也，鲜不败矣。"而椿园《西域闻见录》云："温都斯垣①，亦西域回国之大者也。大黄尤为至宝，以黄金数十倍兑换，盖其地之一切疾病疮疡，得大黄即愈，百不失一。贵客来及大筵宴，皆以大黄代茶，若经年不服大

① 温都斯垣：指印度。

黄，则必死。故虽贫苦小回，亦必有一半两大黄，囊系胸前，舌舔而鼻嗅之。”考二书所载，乃《内经》所谓“腠理开闭”之异，寒方以寒、热方以热之义，亦不可不知也。

廉　沥

先友篁墩吉处士安尝问予：“廉沥何病?”予茫然不能答。后读唐·张彦远《法书要录》云：“陶隐居《与梁武帝论书启》……‘治廉沥’一纸，凡二篇，并是谢安卫军参军任靖书。后又‘治廉沥狸骨方’一纸，是子敬书，亦似摹迹。”又，宋·董逌《广川书跋》云：“狸骨方，今官帖中定为王右军书，唐人谓此本荀舆治劳方，右军临之，至今谓狸骨帖。梁武帝常以古书《杂迹》二卷问于陶隐君，对以狸骨方，是子敬书，亦似摹迹。”就二书所载考之，廉沥乃劳之谓。《外台》引《苏游论》云：“因虚损得，名为劳极。吴楚云‘淋沥’，巴蜀云‘极劳’。”按：廉、淋一声，廉沥即淋沥。又，《巢源》云：“尸疸病者，岭南岁中瘴气，士人连历不瘥，变成此病。”连历，乃绵连历久之义，正与淋沥同。盖江左时，用方言书，唐人乃改作“劳”也。阅《千金》等书，古方多用狸骨治劳，而后世用猫头。方药池①《物理小识》，论之详矣。

肺焦黄胖

孔毅父《谈苑》云："贾山谷采石人，石末焦肺，肺焦多死。"陆俨山《农田余话》云："作园士，治蔬圃，其人必病黄。日与秽恶之气相近，盖五脏之内脾香，臭恶气入脾，以害脾也。"今斯邦人亦云："石匠年老，多发干咳，此以积年石末飞入腹里，伤脏所致，医不能疗。"又云："黄胖以常触粪秽所发。"乃与二书之言符矣。而医书不言及者何诸？

"鬾""记"，"魃"之讹

鬾，音奇。《玉篇》"小儿鬼"也，故小儿继病，谓之鬾。《菊坡丛话》云："今小儿乳哺时，值母有孕，辄眉心青黄，泄泻，此俗谓之'记'，乃'鬾'之讹也。"《巢源》《千金》误本，或作"魃"，故《保婴撮要》云："魃病，又名鬾病。"夫魃者，旱神也，何干小儿之疾？而《萍洲可谈》云："世传妇人有产鬼形

① 方药池：即方以智（1611～1671年），字密之，号曼公，安徽桐城人，是我国明末清初一位重要的思想家、哲学家和科学家。《物理小识》是他的代表作。

者，不能执而杀之则飞去，夜复归就乳，多瘁其母，俗呼旱魃，亦分男女。女魃窃其家物以出，男魃窃外物以归。”予按：此亦“鬾”之讹，遂呼为旱魃耳。又，《书影》云：“今中土大旱，辄谣某妇产旱魃，聚众捽妇，用水浇之，名曰浇旱魃。”呜呼！“鬾”之为“魃”，遂令产妇受浇水之苦。只字之讹，一至于此，良可惧矣。《澹寮方》载“治小儿鬾方”云：“音其，即解颅也，用钱氏铁箍散，《局方》安肾丸。”此说亦误。《医学启蒙》谓之魅病，误甚。

辜　姑

颜师古《匡谬正俗》云：“或问曰：‘小儿羸疾，谓之辜姑。何也？’答曰：‘此谓巫蛊尔，转为辜姑。此病未即殒毙，而惙惙不除，有似巫祝厌蛊之状，故祭酬出之。’”或云：“汉武末年，多所禁忌，巫蛊之罪，遂及贵戚，故其遗言，偏于三辅，至今以为口实也。”胡侍《珍珠船》云：“《韵会》：‘辜姑，小儿羸疾。’今云‘无辜’，声之讹也。”方以智《通雅》云：“凡物头员，谓之孤都，俗以愁苦尖喙曰孤都，因以栾栾孤独可怜之状。”黄公绍曰：“小儿羸疾曰辜姑，是也。‘规模’作‘规抚’，无有‘摸’音，则“辜姑”之声，亦从‘无辜’来。辜之为罪，正谓其粗恶堪怜也。”予考数说，类似牵纽焉。按：诸书引《玄中记》“无辜疳”，为无辜女所病，一名天帝少女，一名女鸟，一名姑虉鸟，一名夜行游女，一名乳母鸟。曰女、曰姑、曰母，“无辜”之讹，而“辜姑”亦为鸟名明矣。又按：芜荑，治小儿疳疾。《尔雅》一名无姑。“无”即有“辜”音，“辜姑”即疳疾，因意无姑之得名。因治无姑之病，犹百合之于百合病耶，并录俟考。

痎

吴处厚《青箱杂记》云：“蜀有痎市，而间日一集，如痎疟之发。则其俗又以冷热发歇为市喻。”谢肇淛《五杂俎》亦云：“西蜀之市，谓之亥。亥者痎也，痎者疟也，言间日一作也。”吴注《素问》引《方言书》：“夜市谓之痎市。”与二书所言异。按，《说文》：“痎，二日一发疟也。”吴说恐是杜撰。

让

《急就篇》：“消渴呕逆咳满让。”颜师古注：“让，大便节蕴，积而利也。”让，即《圣惠方》所谓“襄利”，《幼幼新书》所谓“酿泻”。刘昉云：“酿者如酒之意，皆疳积为病是也。”《通雅》以为五泄之大瘕泄，误。

郑声

郑声，重语也。义未明晰。田艺蘅《留青日札》云：“郑声淫。今考郑诗非淫，郑声则淫。淫者，声之过也，犹雨之过者曰淫雨，水之过者曰淫水，故曰溢也。”《左传》曰：“烦手淫声，慆堙心耳，乃忘和平”，谓之郑声。许慎《五经通义》云：“郑卫之音，使人淫逸”也，得之而义自见。

登豆疮

林恒斋良以云：“《巢源》登豆疮，‘登’当是‘豋’字讹。考《字书》，‘豋’与‘豌’同。”杨升庵引《唐六典》：“有豋豆，音弯，即豌豆。”《外台》引《巢源》曰：“其疮形如豌豆，亦名豌豆疮。”可以证矣。恒斋，元禄中医官，博览群籍，著书数种，予藏其《病名续录》《怪痾续抄》，并有益于学者。

社公

《续医说》引《席上辅谈》云：“今人指发眉如

雪，而肌肉纯白者，以为社日受胎，故男曰社公，女曰社婆。”阅宋人《卫生总微论》“不治病胎内十二症”中有社老。又，《书影》云：“人之赋形有羊白……星家金羊鬼宿次未，家宅偏感其气，则人羊白。”是乃此邦呼为白子者。

野　鸡

《外台》：“小儿野鸡，下部痒闷。”程衍道云：“野鸡未详。”按，《草木子》云：“汉吕后讳雉，改雉名野鸡。人患痔者，名野鸡疾。”因知《本草拾遗》“蛇婆主治五野鸡病”，即五痔尔。而《直指方》云：“大便下血日久，多食易饥，腹不痛，里不急，名曰野鸡。”又，《医说》云：“以大便艰难，为野鸡痔，谓欲便而复止故也。”此则不干吕后之讳，别是痔中之一症。

腊　梨

白秃腊梨。盖腊梨者，腊月之梨，所谓冻梨也。头生白秃，其状类此，故亦呼腊梨焉。《坚瓠集》载《腊梨赋》云：“葫芦之质，油灰之色，盔头以摆锡为装，灯笼以梅花为式。”又有《腊梨歌》，并为此疮作耳。《外科奇救方》作“辣离”，《医法指南》作“鬎鬁”，《事物绀珠》作“喇哩”，皆因音而转讹也。

狐　臭

胡侍《珍珠船》云：“洪刍《香谱·金磾香》：‘《洞冥记》：金日磾①既入侍，欲衣服香洁，变胡虏之气，自合此香。’”由是言之，今谓腋气为狐臭，“狐”当作“胡”。又，《寿域神方》云：“胡者，谓胡人之臭，俗称‘狐臭’误矣。”按，《肘后方》：“人体及腋下，如狐狐气。”《巢源》亦作“狐臭”，则不必改作“胡”也。《教坊记》谓之愠羝，《崔氏海上方》谓之鸦臭，《全幼心鉴》谓之猪狗臭，《南史·宋后废帝记》谓之蒜气，《类书纂要》谓之狐臭，此皆不过以其臭之相似呼之而已。

囟脐生

陈眉公《闻见录》云：“太原王相公始生，冷无气，母惊，谓已死。有邻妪徐氏者，反复谛视良久，

① 金日磾：金日磾（公元前134～公元前86年），字翁叔，西汉时期匈奴族政治家。

笑曰：‘此俗名卧胞生，吾能治之，当活，活则当贵，但不免多病，累阿母耳。’趣使治之。其法用左手掬儿，右手掴其背百余，逾时嚏下而醒。”又，周亮工《书影》云：“今北方难产者，落无声，若熟寐然，以火气熏接其脐，或从旁击竟，以引其声，始能寤，谓之草寐，十只有一二生全。”按，《育婴家秘》云：“儿才生下，即气绝不啼哭，俗名闷脐生，即寤生也。必是难产，或冒寒所致。”《物理小识》作“闷寂生”，《胤产全书》谓之“梦生”，《汇聚单方》谓之“梦胎”，《推拿秘法》谓之“草迷”，并同。

痫

王符《潜夫论》云：“婴儿常病伤饱也。父母常失在不能已于媚子，哺乳太多，则必掣纵而生痫。”徐嗣伯曰：“大人曰癫，小儿曰痫。”《巢源》云：“痫者，小儿病也。十岁以上为癫，十岁以下为痫。”此痫即宋以后所谓惊风也。始见《圣惠》。而大人之病，亦可称痫。隋·许智藏诊秦孝王俊曰：“疾已入心，即当发痫，不可救也。”见《隋书》本传。时孝王已为大人。又，《外台·大人方》中有痫门，可以见耳。

矘

《炮炙论·序》："目辟眼矘。""矘"字无考。《容斋随笔》引作"臁"，亦未详其义。何镇《本草必读》作"眼矔"，注云："矔，音贯，张目视及转目视也。"张目视与转目视，岂是病目？予按："矘"疑是"睢"之讹。《诸病源候论》有"目睢候"，其皮缓纵，垂覆于目，则不能开，世呼为"睢目"。《汉书》注："睢，仰视貌。盖皮垂覆，则不得不仰视，故谓之目睢。"

瘖

《梅疮秘录》有"或瘖爪甲"语。又，《万氏家抄》："疮名蟮瘖头。"《本草汇言》有"软瘖疮"。"瘖"字，检字书无考，但《品字笺》为"首上毒疮"，而其义未允当。《原病集释音》："瘢，音贡，疮疾瘢臀。"知是与"瘢"同，肿起之义。《小儿袖珍方》："'瘨'字亦同。"

文字从疒

医书文字，温疫之为瘟疫，水肿之为痳瘇，鼓胀之为癥瘕，消渴之为痟瘍，劳瘵之为痨瘵，霍乱之为癯乱，历节之为疬疖，哮嗽之为痚瘶，眩晕之为痃瘒，鼠漏之为瘟瘺，痄腮之为痄瘛，便毒之为瘦毒，发背之为发痡，辣离之为瘷癰，休息痢之为痳瘜痢。凡此类强从疒者，郭忠恕所谓“飞禽即须安‘鸟’，水族便应着‘鱼’”，正是此之谓也。

护　项

人之惹风，必自风府，项间飒然，喷嚏随出。次之以恶寒发热，寒日宜护而避之。《资生经》云：“岐伯对黄帝之问曰：巨阳者，诸阳之属也，其脉连于风府，故为诸阳主气也。然则风府者，固伤寒所自起也。北人皆以毛裹之，南人怯弱者，亦以帛护其项，俗谓三角是也。予少怯弱，春冬须数次感风，自用物护后无此患矣。凡怯弱者，须护项后可也。”《针灸聚英》云：“北人以毛皮裹之（今之护风领），南人怯弱者，亦以帛护其项。今护领乃云蔽垢腻，实存名亡矣。”又，朱辅《溪蛮丛笑》云：“朱漆牛皮以护头颈，名固项。”盖“固项”即护领，不止北人为然。按：《道书》“以脑后为风窝”，亦由此。

贼　风

《医垒元戎》："俗云：'贼风者，窗牖之风。'非也。"予按：以窗牖之风，解经之"贼风"，固非也，然此摄生家之所最可避也。尝阅明·陈龙正《几亭外书》云："孔隙风，名为贼风。何也？曰平面风，如开口之呵；檐下风，如嘬口之吹，呵温而吹冷。吹已不可不避，况孔隙风乎？铁之为物，方圆平厚，可坐可凭，唯刀锥不可近，薄与尖故。缝风如刀，隙风如锥，可谓能近取譬矣。"

露首温足

予夜寝必覆被没头，否则不能稳睡，数十年以为常矣。《内典》云："欲得老寿，当温足露首。"又，应璩诗："下叟前致词，暮卧不覆首。"尝日中坐地读书，见头上有影二三尺，蒸蒸如游丝，盖阳气之从玄府上腾也。方知露首所以得寿，而下叟之言不偶然，然不能顿止。

羹上肥

“瞥瞥如羹上肥”，世人多不解。井金峨先生尝谓予云：“瞥瞥，才见难认之义。肥，谓肉之脂液，浮乎羹面者。凡羹中有肉，则其面有小轮无数，光彩不定，瞥瞥然相逐，此即肥也。”后予得数证以质，先生称善。《后汉·郡国志》引《博物记·记石脑油》云：“其水有肥，如煮肉洎，羕羕永永，如不凝膏。”《脉经图说》曰：“羹上肥，犹肥珠在于羹面。”《诸病源候论》有“肥目候”，云：“似羹上脂，致令目暗。”《外台》载“范汪五淋方”云：“气淋者，下如羹上肥。”

剂　颈

“剂颈而还”，无明解。按：剂，剂限之义；而还，犹谓以还。言剂限颈以还，而头汗出也。《脉经》有“剂腰而还”之文。又，《尸子》云：“莒国有名蕉原者，广数寻，长五十步，临百仞之溪，莒国莫敢近也。有以勇见莒子者，独却行剂踵焉。……所以服莒国也。”剂颈、剂腰、剂踵，皆限剂之义耳。

消　息

《伤寒直格》云："消息，谓损益多少也。"锦城大田干元贞尝谓云："《公羊·昭十九年》曰：'乐正子春之视疾也，复加一饭则脱然愈，复损一饭则脱然愈，复加一衣则脱然愈，复损一衣则脱然愈。'何休注：'脱然，疾除貌也。言消息得其节。'《伤寒论》'消息'二字，得之而义自明。"此说得之。

索　饼

来元成《倘湖樵书》云："今俗以麦面之绵索而长者，曰面；其团块而扁者，曰饼。"考之古人，则皆饼也。刘禹锡《赠进士张盥诗》曰："忆尔悬弧日①，余为座上宾，举箸②食汤饼，祝辞添麒麟。"汤饼而举箸食之。马永卿云："即世之长命面。"此唐人以面为饼之一证也。汉·张仲景《伤寒论》云："食以索饼。"饼而云索，乃面耳。此汉人以面为饼之一证也。

① 日：原书为"弓"，据刘禹锡《赠进士张盥诗》改为"日"。

② 箸：原书为"筋"，据刘禹锡《赠进士张盥诗》改为"箸"。

予按，庞安时《总病论》："煮饼是切面条，汤煮水淘过，热汤渍食之。"即索饼也。方有执改作"素饼"，误。《千金》作"馀饼"。

黄龙汤

仲景之方，配四兽：曰白虎，曰青龙，曰玄武，曰朱雀。十枣汤，一名朱雀汤，见《外台·澼饮门》。先友山田宗俊正珍著《伤寒考》，详论之。而《丹铅总录》云："余尝疑天有五行，星有五纬，地有五岳，人有五事，而二十八宿，何独无中央之宿也？后观《石氏星经》云：'中宫，黄帝，其精黄龙，为轩辕。'"又按，张衡《灵宪》："轩辕，黄龙于中。"则是轩辕一星，与苍龙、白虎、朱雀、玄武四兽为五矣，余于是谓：方已取名于四兽，则必有配中宫一星者。后读《千金方·劳复篇》小柴胡汤名黄龙汤，乃并四方，以应五兽焉，此当补《伤寒考》。

震　气

《菽园杂记》云："凡空屋久闭者，不宜辄入，先以香物及苍术之类焚之，俟郁气发散，然后可入，不然感之成病。久闭眢井、窨窖，尤宜慎之。"御医徐德夫《寓京》曰："家人方春入花窖，窖深，久不起，疑之。又使一人入焉，亦久不起。燃炬照之，二人皆死其中，盖郁毒中之也。"按：《辍耕录》"枯井有毒"一则，与此事相类。又，熊三拔《泰西水法》载"避震气说"，云："地中之脉，条理相通，有气伏行焉。强而密理中人者，九窍俱塞，迷闷而死。凡山乡高亢之地多有之，泽国鲜焉。此地震之所由也，故曰震气。凡凿井遇此，觉有气飒飒侵人，急起避之。俟泄尽，更下凿之。欲候知气尽者，缒灯火下视之，火不灭，是气尽也。"今东都造曲家窖中，时或有发气，烛必灭，以苍术一块障火，则不灭，至其甚，人中之而死。救疗之法，具于先考所辑《济急方》。

砒 毒

《秋灯丛话》载："莱郡刘某，遇僧授《海上方》，多效，其解砒毒尤为神验。戚某屡求不与，衔之，乃置酒延刘。食毕，扃其户，谓曰：'尔已中砒毒矣，速语我方，为尔疗。'刘不信，顷觉腹中溃动，乃曰：'何恶作剧如是？可疾取白矾三钱来。'戚如言取至，调水饮之，立解。因恶其吝也，榜其方于通衢。"

享和中，东都木挽街，有医西良庵，制截疟丸子入砒者，盛囊携出，而行医百余里外，数十日后归家。

搬移之际，丸子滚转，杂于烟中，西不知之。一日，解装出烟饮之，忽觉口中异常，妻及儿子亦饮之，复然。少选①，三人心腹大痛，苦楚不可名，因开烟检之，见有丸子，大骇，急服解毒药数种，并无寸效。遽呼邻家仙台医官永井元庵而议之，元庵无计可出，偶记《丛话》用白矾事，如法用之，三人便云："药下胸，顿觉心腹一道开豁矣。"竟得救三人之命。予亲闻之永井氏，实神验方也，时辑《救急选方》，因收其方。

呜呼！为医者，小说、杂记，亦安可不寓目哉。

八月生子

董含《莼乡赘笔》载：俗传"七月生子生，八月生子死"。西邻有朱氏，妻八月产一子，妾七月产一子。妾产者周岁而殇，妻所生至今无恙。医书以胎成七月，属太阴脾经脉，内属于肺，土能生金，故寿。八月属手阳明脉，内属于大肠，生气交于泄气，故夭。此论似不足执以为据也，按，张志聪注《素问·六元正纪》云："七月所生小儿，能育而亦多长寿者，盖七月乃肺脏司养，肺属天，而主气主血。天一生水，感

① 少选：一会儿，不多久。

天地之气而生，故育。九月、十月乃少阴太阳所主，皆感阴阳水火而生。若夫八月，乃阳明大肠主气，感阳明之府气而生，故虽生而不育。”董氏所引医书，未有所考，与隐庵之言少异。要之，此说不足信据，然世人多知之，故录此。

古　方

“古方”二字，唐人有于诗中用之者。如，卢纶：“寂寞日长谁问疾，料君唯取古方寻。”又，雍陶“新句有时愁里得，古方无效病来抛”是也。天下皆知学古方书矣。见宋·陈振孙《书录解题·外台秘要部》。

复　古

李东阳云：“予恒病天下之艺，未复于古，而医为甚。”今如斯邦，则不然，天下之艺，无不复于古，而医为甚。昔者病其不复于古，而今则病其复于古。何居？其以为古者，非所谓古也。先师井金峨先生尝谓曰：“自伊、物二公，首倡复古，海内靡然向风，虽小道，亦必仿之，遂有废阴阳、排五行、去《素》《灵》诸家，直讲张仲景书者，动辄云：‘是非仲景之语也。’夫《素》《灵》固出于后人，而汉儒之学，原于阴阳、五行，仲景生于其后，焉知今所谓古学者乎？故有阴阳、五行之说，无害其为仲景也，谓之仲景之误则可，谓之后人搀入则不可。且《易》说阴阳，《书》载五行，六气见于左氏，岂与先天后天、理气体用、无稽之言同乎？唯其于治病，无所当，则置而不言，固其所已，至其谓之复古，则既无征于前，后何所复之有？”此可以砭近来医流之谬也。

药　剂

茅元仪《野航史话》云：“余尝怪岐黄家制方，必穷析分厘，而置剂者，每以手为度，必不能合，欲以已疾，焉得不疏？古之名医，止华佗置剂，心识分铢，不假称量。他能剖腹破背，湔洗肠胃，此可仿效乎？斯邦医家，亦坐于此弊，然数十人数百裹之药，每药必较量钱分，殆不胜烦琐，是不得已之势也。”

诊　腹

临病必诊按其腹，详见于《四十九难》，杨玄操、丁德用注。此医家四诊之外，不可缺之事也，但历代医书，未见有详论者。张志聪《伤寒论集注》云：“中胃按之而痛，世医便谓有食。夫胃为水谷之海，又为仓廪之官，胃果有食，按必不痛。试将饱食之人按之，痛否？唯邪气内结，正气不能从膈出入，按之则痛。又，胃无谷神，脏气虚而外浮，按之亦痛。若不审邪正虚实，概谓有食，伤人必多。又，按者轻虚平按，若按不得法，加以手力，未有不痛者。此才挽近诊腹之一证也。而近闻吴中医士，寓于崎岙者，独诊脉，而不及腹，予心讶之。甲子冬，使译官问之于苏门胡振。振复曰：‘唐山诊治，但有按脉，而无按腹之说，况古来亦并无此法。然亦有之，或患肿胀、腹满之症者，视其腹之形色，按其腹之坚软耳。再或幼科童稚，未免伤于食者，故亦按之，其他癥瘕痞块病，人自能详述，亦毋庸按之也。’盖此彼邦近代之弊习为然，振不考诸古今医书，漫为之答，亦何陋也！”

“靥”字音

痘疮收靥、结靥，世医或为掩音，或为叶音，未详何是。尝阅林恒斋良以《札记》，定为掩音，曰痘靥，或作痘黡，又作痘腐。《全幼心鉴》“痂疕疮黡”，《医学纲目》“疮腐曰痂”，是也。又通作“靨”。见《本草》“败茅”条。合诸说考之，原是“大学厌然”之“厌”。康成注：“厌读为黡，陆音乌簟反。痂有闭藏之意，黡之为痂，乃本于此。”予按，《准绳》云：

"痘疮收靥，圆净坚厚，如螺靥者上也。"《品字笺》："疮痂，俗曰疮靥。"《正字通》："疮弇，疮痂也。"螺靥草，《养疴漫笔》作"螺掩草"。时珍"海蠃"释名："靥，音掩，闭藏之貌。"乃知黡、靥、靥、弇通用，而音掩，皆可以证恒斋之说矣。又，王氏《易简方》作"收擫"。擫，于琰切，音黡。要之会意假借，展转不一如此。又，《杨氏家藏方》："摊膏药于纸花，谓之药靥。""靥"字之义，亦可见也。

福医药案

龚氏《回春》[①]载："南方人有患病者，每延医至家诊视后，止索一方，命人购药于市。"闻彼土风俗，今犹为然。天明壬寅岁，浪华舶商十数人，飘泛到福州地，留月余，其内一人染时疾。县司差医，日就客馆诊，医不自调药，唯疏其方而去，衙卒乃携方案，买之药铺。而其煎药，将铁蕉十余本，搕根收土，投诸水中，搅澄用之。曰："铁蕉从日本所载来，株犹带其地土，今用此水，犹用其土水，必无不服水土之患也。"盖其用心切矣。予向得其药案二纸，红笺纵九寸，横五寸，字侧行草，其一曰："治郎初一日，洋参

① 龚氏《回春》：即龚廷贤《万病回春》。

五分、麦门一钱（去心）、川石斛二钱、新会皮三钱、谷芽一钱（炒）、生苡仁二钱、云苓一钱、甘草一钱，加东洋土，搅水澄清代水煎。”

锡、饧

“金华戴元礼，国初名医，尝被召至南京，见一医家，迎求溢户，酬应不间。元礼意必深于术者，注目焉，按方发剂，皆无他异，退而怪之，日往观焉。偶一人求药者即去，追而告之曰：‘临煎时下锡一块。’麾之去，元礼始大异之，念无以锡入煎剂法，特叩之，答曰：‘是古方尔。’元礼求得其书，乃“饧”字耳。元礼急为正之。呜呼！不辨饧、锡而医者，世胡可以弗谨哉？”见于陆深《金台纪闻》。予弱冠，有偶成诗云：“国手喧喧孰是真，俱言寸圭能回春，由来锡饧无辨得，委命求生世上人。”乃用此事，近清人《说部》，载有宦医以败酱为陈年食酱，用之病人，病转剧者，事大相类。

左右齐诊

鲁华祝《卫藏图识》[①] 云："西藏医，名厄木气，其视脉，以左手执病者之右手，右手执病者之左手，一时齐诊。"予向得本邦古医书一卷，其中载《诊脉法》云："左右齐诊，而脉动应于医之手，左右动数不齐者，死之兆也。"此从前脉书，所未言及焉。

文人叵信

予前年得汪伯玉《大函集》，观其传世医吴桥，文辞遒上，全拟太史公，而其治验三十余则，莫不神且奇焉，以为仓公之俦也。常欲得其遗书而读之，顷者偶阅詹景凤《明辨类函》曰："歙岩镇吴氏医本未精通，而以奔兢得乡绅荐引，出入郡县公，遂起巨富。予尝同其视一姻家内人病，日未时，切脉曰：'无病，偶感风寒尔，一剂可疗。'至酉时，复切脉曰：'病减矣。'及戌时而妇死，死尚不知，可谓医乎？汪司马公伯玉，往来主于其家，遂为作传，以比太仓公。"予于

① 《卫藏图识》：《卫藏图识》的作者为马揭、盛绳，《序》作者为鲁华祝。本处当为《卫藏图识·序》。

是始知其医之庸劣，而文人之叵信也。

草　药

《本草》有解草药毒方。张杲《医说》、萧京《救正编》① 并载“草药不可服”之戒。盖草，草粗之义，非草木之草。《外科精要》云：“或用君臣药，或用草药，其疾益甚。”《体仁汇编》云：“平日有旧病，腹中有草药，又服君臣药者不治。”《己任编》云：“浙西人言，出自医家药笼中者，谓之宦料药。俗传单方一二味，谓之草头药。妇女酷信此说，不读书者，从而和之，往往以此误事。”

引线候脉

世传，翠竹翁引丝诊脉，此医书所未言。《襄阳县志》载：“崔真人，名孟传，北水关人，从族兄授医学，扫云留月，直为壶公妙术。万历朝，太后病笃，真人应召。诏自帘孔引线候脉，投剂立愈。上赐官赐金，皆不受，遂赐以‘真人’号。后于武当羽化，自号‘朴庵’。”此恐因小说《西游记》孙悟空之事附

① 萧京《救正编》：当为“萧京《轩岐救正论》。”

会者。

一　贴

药一贴，始见《金匮》柴胡饮子方后，或通作“帖”，盖是包裹粘贴之义。陈眉公《太平清话》云：“宋朝吴郡士登科者，始于龚诚，其家居昆山黄姑庙，犹藏登第时金花榜帖，乃涂金纸，阔三寸，长四寸许，大书姓名，下有两知举花押。又用白纸，作大帖，如药帖状，贮金花帖于中，外亦书‘姓名’二字。盖以此报其人，以此知其制与斯邦药裹，仿佛相似也。”食物亦有称帖。元·李材《解醒语》云：“尚书范谷英赐食帝前，食韭芽面旨之，一箸而止。帝曰：‘不中食乎？’英曰：‘臣岂敢。但天厨珍味，臣已领恩矣。山妻久厌糟粕，将以遗之，使知官家有人所不见之物也。’帝令尽食之，复赐一帖以归。”又，《徐氏笔精》：“笔一帖，墨一笏。”

一　周

今俗病之剧愈，药之验否，皆预期以七日，谓之一周。按：郎仁宝《七修类稿》云：“天之所以为天，不过二气五行，化生万物，名曰七政；人之所以为生，亦不过阴阳五常之气行，于六脉见之，名曰七情。天之道唯七，而气至六日有余，气盈朔虚，推算时刻。则为一候，故天道七日来复；人身之气唯七，六日而行十二经一日行两经。有余，故人之疾，至七日而轻重判焉。”

高　缓

小说载，医缓姓高，初疑其出何书。又，《神仙通鉴》：“扁鹊自称高缓，后长桑谓之曰：‘既以高人自许，更济以谦和，始可免祸。我即以高和名之。’”后阅郑夹漈《通志》：“医缓，即医和。声之讹。”小说、戏文，非无所由，若夫张松北见曹操，以其川中“医有仲景”为夸，则无所考，而方中行引以为证者何诸？

艾　师

杨铁崖《赠艾师黄中子古乐府》云：“艾师艾师古中黄，肘有《补注明堂方》。笼有岐伯神针之海草，岐伯遗针于海岛岸，生艾草，他艾十不及一。篋有轩辕洪炉之燧光。灼艾禁木火，火镜火珠，取火佳。针窠数穴能起死，一百七十铜人孔窍徒纷厖。华佗针灸，不过数处。三椎之下穴一双，二竖据穴名膏肓。百医精兵攻不得，火攻一策立受降。金汤之固正捣穴，快矢急落如飞鸽。梅花道人铁石肠，昨日二竖犹强梁。明朝道人步食强，风雨晦明知阴阳。老师药券不受偿，何以报之心空藏。施药胜施羊公浆，会有仙人报汝玉子成斗量。”按：艾师，又呼灸师。《夷坚甲志》云：“汝前世为灸师，误灸损人眼是也，乃以灼艾为业者，今斯邦多有焉。”

果子药

予每观世哑科疗病，至虚不多用参、附之属，至盛不多用硝、黄之辈，特主平稳之剂，至其危殆，不敢自省。然而以此驰名致富者颇多，不特斯邦。尝阅明·江邦申岁寒社《耳目日书》云：“小儿医痘，杭城首推某矣。某用药极平易简少，俗所谓果子药，然渠①所谓吉凶分数，约日不差，人以此服之。”予曰：“此自其眼力高耳，胸中定耳。渠知痘无药也，顺不必服，逆庸服，险症亦只须果子药，可保无后怨。”《仓公传》云：“秦越人非能生人，人自当生者，秦越人能使之不死耳。”此又可为一“不必服药”之明征矣。

---

① 渠：他。

矢　医

徐东庄《医贯评》云："热既入里，离表已远，驱出为难，故就大便通泄其热，从其近也。得汗而经热从其解，非汗为害而欲祛之也；便矢而腑热从矢出，非矢为难而欲攻之也。医不察此，专与糟粕为敌，自始至终，但知消克泻下之法，求一便矢，以毕其能事，夭人生命，如是者曰矢医。"近来斯邦，矢医极多，可叹矣！

衣上出火

张方洲①《杂言》云："景泰中晨出暮归，抵家天色尽瞑，入室更衣，遂解下裳，暗中有火，星星自裙带中出，转折至揓上，晶莹流落，凡三四见。荆妇相顾失色，不敢言。忽忆张茂先积油致火之说，而余所为裳，乃吴绫，俗所谓油段子，工家又多以脂发光润，况余被酒体气蒸郁，或因以致火。亟呼婢令于揓后力曳裳，以手摩之，及手热几不可忍，火星星至矣。以

① 张方洲：原书为"张芳洲"。《四库全书》认为，《方洲杂言》一卷，明代张宁撰，"宁，字靖之，方洲其号也，海盐人"。

此知事物异常者，必有所自，不可遽为惊骇传惑人也。”此他稗官诸书，间载此事。方药池《物理小识》云：“青布衣，大江西洋布，及人身之衣气盛者，皆能出火。”予先考蓝溪公所识一贵妇，每暗中更衣，火星爆出，因谓妇女梳发于暗中，及描儿背毛逆摩，俱出火之类，盖体气盛者，偶有搏击而发光者，非真火也。近西洋所赍来一器，其制匣大尺余，一人执线，一人转捩，少选执线人体上，火星星出，迸炸有声，意亦此理也。

同身寸

腧穴分寸，滑氏以降，以骨度取之。王太仆所谓“同身寸”者，未知何寸。徐春甫遂有“同指寸”之说。《肘后方》“取巨阙法”云：“以赤度之。”赤、尺，古通。《下经》曰：“岐伯以八分为一寸。”亦未知何尺。考《晋书·裴頠传》云：“今尺长于古尺，几于半寸。乐府用之，律吕不合；史官用之，历象失占；医署用之，孔穴乖错。此三者度量之所由，得失之所取征，皆结阂而不得通。”此乃似用常尺，要之无论古人所用，即肥瘦修短，随取而无差者，莫若骨度焉，此乃千古不刊之活法也。近重表弟山崎子政善创制“骨度折量尺十二条”，不啻用心之苦，捷便未有过于此者焉。

针下胎

针术之妙：李洞玄于长孙皇后、屠光远于番易酒官之妻、庞安时于桐城民家之妇、凌汉章于吴江贵家之妇、张公寿于松江一妇出《都公谭纂》、高邮一医于窭人①妻出《读律佩觿》。又，滑寿《绍兴府志》、焦蕴稳《海州志》、丁毅《江宁府志》、殷榘《仪真县志》之于临产妇人，或云儿执母心，或云儿手挂母肠，皆隔腹针儿手，胎下而视儿掌有针痕。夫儿居母腹中，在胞内焉，此决理之所无而传纪载之，实可疑矣。

针不出

《齐东野语》云：“赵信公在维扬制阃日，有老张总管者，北人也，精于用针，其徒某得其粗焉。一日，信公侍姬苦脾血疾，垂殆。时张老留旁郡，亟呼其徒治之。某曰：‘此疾已殆，仅有一穴，或有疗。’于是刺足外踝二寸，徐而针为血气所留竟不可出，其徒仓惶请罪曰：‘穴虽中，而针不出，此非吾师不可，请急

① 窭人：穷人。

召之。’于是命流星马宵征。凡一昼夜而张至，笑曰：‘穴良是，但未得吾出针法耳。’遂另于手腕之交刺之，针甫入，而外踝之针跃而出焉，即日疾愈。”又，《新安文献志》云：“程约，字孟博，婺源人，世工医。约精针法，同邑马荀仲自许齐名，约不许也。太守掌爰尝有疾，马为左胁下针之，半入而针折。马失色曰：‘是非程孟博不可。’约至，乃为右胁下一针，须臾而折针出，疾亦随愈。”由是优劣始定焉。今医家遇针不出，乃针他穴道，正与张、程之术符矣。

八脉名义

冲脉，起于气冲。阳维、阴维者，维络于身。《难经》既论之，但余四脉未详其义。杨玄操云：“督之为言，都也；任者，妊也。此是人之生养之本，故曰位中极之下，长强之上。”予切疑“任者，妊也”，在女子则可，至男子则穷矣。因考四脉，皆取义于衣物耳。督，褶也，又作“裻”。其脉行脊中，犹衣褶之在于背后。申生“偏衣”，《国语》作“衣之偏裻之衣”。韦昭注：“裻在中，左右异，故曰偏。”《史·赵世家》：“王梦衣，偏裻之衣。”《正义》：“按：裻，衣背缝也。”《庄子·养生主》：“缘督以为经。”《释文》引李注云：“督，中也。”赵注：“奇经八脉，中脉为督，衣当中之缝，亦谓之督。见《礼记·深衣》注，是也。”督已为衣当中之缝，任则为衽之义，其脉行腹中，犹衣衽之在于腹前也。而带脉以总束诸脉，犹带之绕腰也。跷，草履也。《史记·虞卿》：“蹑跷担簦。”二跷脉，共起于跟中，故取名焉。跷，音吉约切。滑氏音丘妖切，云是取“跷捷超越”之义，恐非也。

脱文校补

《济世拔萃》载：“遗山阿魏散，治骨蒸、传尸等劳，寒热羸劣，因倦喘嗽。上阿魏三钱，研；青蒿一握，细切；东北桃枝一握，细锉；□□□病人中指许大，男左女右，以童子小便二升半，隔夜浸药，明旦煎取一大升，空心温服，分为三服进，次服槟榔末三钱。如人行十里，更一服。服至一二剂，即吐出虫子，或泄泻，更不须服余药。若未吐利，即当尽服。病在上即吐，在下即利，皆出虫如马尾、人发，即瘥。万金良药，可以当之。”予尝欲试用此方，然所缺三字，未知何字，亦无他本可校，因姑置之。后偶阅王渔《洋居易录》引元遗山《续夷坚志》载此方，所缺乃“甘草如”三字，遂得补完之。但此药，如斯邦人，不堪臭。因改为丸子用之，颇有效验。此三字，不得之方书中，而校补不量于说部①而得之者，抑亦奇矣，医焉可不涉猎群籍乎？

纸鸢放鸽

《续博物志》云："今之纸鸢，引丝而上，令儿张口望视以泄内热。"《香祖笔记》引张合《宙载》云："张铎佥事言：鸽能辟小儿疳气，当多房养之。清暑令儿开房，故其气着面，则无疳气。"邦俗云"病瘵人可弄乌猫，患风人宜乎观鹜"，必有所由。

疮毒发痢

王世懋《二西委谭》云："予历藩臬，于寮宷间，见异症二，因录以俟知医者。一、秦方伯淦右辖楚中时，背胁间生一痰核，渐大如瘤。闻荆南有善医者，须服药满百帖始除，即少弗效也。如数服之，果愈。迁为豫章左，至时了无恙。亡何，足微蹇，问之云：'足面似簇筋，令童子扪之伤皮耳。'已遂愈，数日而病痢。提学江公以东私谓同寮曰：'大夫其非痢之谓，疾殆不起乎？'余怪而问之，曰：'余非知医者也，先

① 说部：古代小说、笔记、杂著一类书籍。

大夫先患足疮，一如秦公。已而下痢，竟不治，盖疮毒所发也。’秦公乃竟死。二、闽参政王公懋德自延平归，忽瘦甚，须发皆枯，云是消渴证，百方药之弗效。先是，延平一乡宦潜谓人曰：‘王公病，曾有尝其溺否？有此患者，溺甚甜，此不治验也。’王后闻之，初试微甘，已而渐浓，愈益甜，王亦自知必不起，云：‘消渴病闻之溺甜，则未之前闻也，岂亦粪甜苦之类乎？’二事皆《医说》所未载。”予前年视一士人妻，岁五十余，云常穿衣缰线，一日于指节间，针尾所触，生小疮，状如瘊子。后渐肿起，延及臂肘发红紫晕，不堪痛楚，日夜号呼。疡医祝药，数日而愈。寻患痢，日数十行，所下如烂鱼肠，百方无效。时予偶记《麟洲所笔》：“心断其必死。”后果然。至渴疾尝尿，则见《外台秘要》，而许学士《本事》亦有说。麟洲儒者，或未及检尔。尝粪甜苦，见《吴越春秋》。

缢死用药

《明史》：“（嘉靖）二十年，宫婢杨金英等谋逆，以帛缢帝，气已绝，（太医院使）（许）绅急调峻剂下之。辰时下药，未时忽作声，去紫血数升，遂能言。又数剂而愈。”考焦竑《献征录》，所用桃仁、红花、大黄，诸下血药也。

双睛突出

王远奇《疾方》载："九江有夫殴其妇，致双睛突出。边有兵，过其门，令勿动。取手巾水湿，盛睛旋转，使其系不乱，然后纳入，即以湿巾裹住，令三日勿开。其妇性急，闭二日，遂解巾，眼好如故，但遇风寒常发痛，云解早之故也。"予尝见一朴汉，角力之际，左眼睛突出，大如鸡蛋，垂下尺余，初不觉痛。一人多唾手，揿而纳之，须臾半面肿起，痛剧甚。急请眼医，点熨十余日复故，但顾盼之际，乌睛不转为异耳。又闻用力擤鼻涕，目睛突出者，亦不可不知。

疥　虫

《草木子》："疥有虫，使明者针而取之，其大不以半粟也。肤革完全，乃因人气血不和，而化生者。"钮玉樵《觚剩》云："曹溪金盂常短视，离物寸许，即摸扪不辨，近则能察毫末，年逾七十余犹然。见人有疥也，辄为搜取其疥内虫，云：'疥虫有雌雄，雄者颔下有须，种种然可数。亦有老少，少者色白，但其口稍黑耳。'"

鹅血治噎

鹅血治噎膈，于方书所未见。特张路玉《医通》载："王御九仲君……生鹅血，乘热饮之……中翰金淳还公即、太史韩慕庐东坦，咸赖此霍然。"按，王渔洋《香祖笔记》、钮玉樵《觚剩》并云："武昌献花寺僧自究病噎死，遗言其徒，剖之胸腹，果得一骨如簪，取置经案，久相传示。后有戎师寓寺，从者杀鹅，未断其喉，偶见此骨，取以挑刺，鹅血愤发，而骨遂消灭。自究之徒亦病噎，因悟鹅血可治，数饮遂愈。以此方授人，无不验者。"鹅血治噎，昉见于此，与《广五行记》所载"靛治噎疾"事正相类。王渔洋晚年著《古夫于亭杂录》，云："鹅血治噎，试之亦不甚效。盖噎有五种，未知何噎，必有所主对也。"

瘪瘩

吴震芳《谈往》载："崇祯十六年八月至十月，京城内外，病称瘪瘩。贵贱长幼，呼病即亡，不留片刻。兵料曹良直古遗[①]正与客容对谈，举茶打恭，不起而殒。兵部朱希莱念祖拜客急回，入室而殂。宜兴吴彦升授温州通判，方欲登舟，一价先亡，一价为之买棺，久之不归，已卒于棺木店。有同寓友鲍姓者，劝吴移寓，鲍负行去，旋入新迁，吴略后至，见鲍已殂于屋。吴又移出，明辰亦殂。又，金吾钱普民同客会饮，言未绝而亡。少停夫人婢仆辈，一刻间殂十五人。又，两客坐马而行，后先叙话，后人再问，前人已殒于马鞍，手犹扬鞭奋起。又，一民家，合门俱殂。其室多藏，偷儿两人，一俯于屋檐，一入房中，将衣饰叠包，递上在檐之手，包积于屋已累累，下贼擎一包托起，上则俯接引之，上者死，下者亦死，手各执包以相纤。又，一长班，方煎银，蹲下不起而死。又，一新婚家，合卺坐帐，久不出，启帏视之，已殒于床之两头。沿街小户，收掩十之五六，凡楔杆之下更甚。街坊间的儿，为之绝影。有棺无棺，九门计数已二十余万，大内亦然。天师张真人辑瑞入都，出春明不久，急追再入，谕其施符喷咒，唪经清解，眠宿禁中，一月而死亡不减，发内帑[②]四千，三千买棺，一千理药，竟不给。十月初，有闽人补选县佐者，晓解病由，看

① 曹良直古遗：曹良直，字古遗，山西汾阳市仁岩人，崇祯十年进士。

② 内帑：指皇帝、皇室的私财。

膝弯后，有筋肿起，紫色无救，红则速刺出血，可无患。来就看者，日以万计。后霜雪渐繁，势亦渐杀。闽医以京衔杂职酬之，明春为流贼所贼。”予按：所谓瘪瘩，即痧病也。王庭《痧胀玉衡·序》云：“忆昔癸未秋，余在燕都，其时疫病大作。患者胸腹稍满，生白毛如羊，日死人数千，意不知所名。有海昌明经李君见之，曰：‘此痧也。’挑之以针，血出，病随手愈。于是城中舁而就医者，亦日以千计，皆得愈而去。”崇祯十六年，岁在癸未，正与谈往之言符矣。此明年闯贼陷燕京，明亡。予谓此不必病，亦妖孽耳。

针入肉中

针误入肉，若不即出，经年累月，走趋肉中，必出从他处，予亦往往目击焉。袁漫恬《书隐丛说》云：“鄂州武氏女，得奇疾，痛时宛转不堪。一道人以药敷之，一铁针隔皮跳出。余侄家幼婢，寤寐中手面腕间，如虫螫之痛，若有物入于中，自后蠕蠕微动，渐渐缘臂弯，环而上，直至肘背，忽露一细头，以指摘之，乃是一无孔铁针，其痛始愈，计其三月之久矣。”夫针之偶入肤肉亦常耳，独异其宛转而上，且能自穴而出，视武氏女又异矣。昔人之所谓蜿蜒如龙者，安知非此等耶？以是，知事理之不可测，而物性之不可知也。

辟谷丹

甲辰初冬，予于旧书肆中，见古本《脉经》，乃购归而检之，乃熙宁三年，官刊小字原本也。会篁墩吉资坦安见过，二人反复展览之际，忽获夹纸一幅，疏辟谷丹方甚详。不知何人书，小行草如发。资坦曰："此书态度清逸，在于董玄宰、陈仲醇伯仲之间，此宜宝惜焉。"未知试之于今，验否如何。而其方甚奇，姑录于此。曰："此方丸者服之，终岁无饥寒之迫；病者服之，七日有回生之功；更宜修真著行之侣，为入山了道之助。夙缘秘授，妄泄遭愆。凡修制须用黄道天德吉日，忌孝服、妇人、鸡犬见之。砂里汞七厘半、明朱砂一分七厘半、乳香一分五厘、茯神五分、茯苓五分、木香二分（飞）、管仲七分、蕨粉二钱八分、龙骨五分、黄丹（飞过）二分五厘、雄黄二分、黄蜡三钱、松香三分、冰片一分五厘（上好者）、白术五分、大金箔十五张（存二张为衣）。金、箔、汞、丹、雄五味，细药另配，研极细不见星片。又，另细研，余八味共末，候松香、黄蜡溶化，先入搅匀，次下细药，速搅随提，离火下片，捣千余下。捣一下，念一声'救苦观世音菩萨'。如凝硬，焙软再捣，分作六丸，金箔衣之，磁合阴干，仍蜡固为丸。服此先淡斋数日，临时食白水淡面，一饱。然后用乳香汤，乘热送下一丸，入室静养，扞心减言，不得劳动。如觉微饥，进梨汁三五口，或井花水一小杯。七日外，方可行走说话。时常冷水不忌，或一月一季，以至半年一年，并不饥饿，身体转健，精神倍长。要饮食，服青菜汤一碗，原药饵下稀粥补之，兼用枣汤、梨汁、独参汤更好。七日内，忌盐、酱、酸辛，以后不忌矣。服药咒曰：'这灵丹不可言，名山洞府聚神仙，遗在世内常救苦，保国安家性命全。吾奉太上老君，急急如律令。'"

种　痘

《医通》云："迩年有种痘之说，始自江左，达于燕齐，近则遍行南北。"详究其源，云："自玄女降乩之方。"《金鉴》云："古有种痘一法，起自江右，达于京畿，究其所云源，云：'自宋真宗时，峨眉山有神人，出为丞相王旦之子，种痘而愈，遂传于世。'"《弋阳县志》云："黄旻曙五十三郡人，徐成吉五十五郡人，得十全神痘法，以棉絮取痘浆之佳者，送人鼻内，及愈有瘢如真，往往灵验，远近皆闻其风焉。"方象瑛《种痘小引》云："江楚间，多种神痘。相传昔有道士，悯痘症杀人，礼峨眉山，四十九日，梦授某童子仙苗，翌日痘出。"李仁山苏州人亨保中来寓于崎馆云："种痘之法，出自神授。前有徽商施姓者，泛海至一山，遇天后显灵，授以此法。”按：种痘之源，诸说渺茫如此，盖其起自明季无疑矣。闻斯邦房州滨海一村，有自数百年前，行种痘法，多用干苗，乃先于彼土，而知用此，亦奇矣。夫痘之顺逆，系于受毒之轻重，不由种与不种。然不种而逆，人必委之于天；种而逆，必恨种者。不若任其自然也。有人问“痘可种否”者，予则常以此为答。

五云子

名医五云子，名宁宇，系出于太原王氏。庆安中投归，住于东都，就学、医者众。万治三年，庚子四月十六日卒，墓在三田小山大乘寺。后门人数辈，列于医官，于是一派相传，盛于今焉。张膏，字甘子，号提山，朝鲜之役，属袁了凡从军，为我兵所俘。张善眼医，后丰公遣归之。赞州渡边氏得其术，行眼医，子孙相传于今。又，孟二宽，武林人，朝鲜之役，为我军所俘，业医改姓名称武林次庵，明历三年死，其孙唯七为赤穗侯臣，殉节。

卜　斋

板坂卜斋手钞《针灸聚英》四卷。有那波道圆及陈元赟跋，皆真迹，卷末有浅草文库印记。卜斋，名如春，世为名医，好蓄书，居于浅草寺之北，明历元年十一月卒，墓在竹门医王院。《林学士信笃铭》，予近购此书于一书铺，因其六世孙宗悦来乞之恳笃，遂与之，以归于其家。今记陈氏《跋》，曰："尝观人之生也，以水土。水土之失宜，则疾病因焉。古之圣人，既创草木之剂调之矣，然又以为草木效迟，不若金火之功速也，此针灸之书所繇作也。兹有《针灸》《节要》二书，流传于世久矣。儒医板坂卜斋翁，重录而正之，以珍其传焉。倘亦以金火襄水土之不及，而起千百世之疲癃者乎？不佞遇过斋头，披阅而有得于心，遂濡笔于下，以旌吾翁力古之功。明崇祯戊寅，孟秋中浣十九日，虎林元赟谨题。"按：崇祯戊寅者，本邦宽永十五年也。

俞琏书

先考蓝溪公，藏嘉靖中太医院俞琏《送日域金持重公序》一幅，云："重公好为医方，东国之豪杰也。凡三百余言，书法似松雪，数十年前，偶为人借失，今归于不知何人。懊惜之至，不可弭忘，聊记于此。"

瞽　医

谷友信，字文卿，号蓝水。三藏失明，受针医术于祖考玉池先生，而善赋诗，记忆书传，讲唐明诸家之诗，殆解人颐，名声渐盛，王侯大人，竞邀侍焉。中年弃针移于内医，记药方三百有余，行道之际，口必诵之。予尝造其庐，坐有抽屉箱子，其内实小纸袋，贮药二百许，谓余曰："仆用桂，必选东京上好者，请试焉。"伸手引屉，直取出小袋中物示之，其为无异明目人，或以为依小袋次第记之。窃乱抽其一问，或摸或嗅，而言其药，曾无一差，人殚惊异。以是其技亦稍行权贵间，遂有仕进之志，不果而殁。夫瞽而为医，于四诊中，不得不缺望之一诊矣，而王元美有太医盲者邵君像赞。又，《长洲志》载，张颐以瞽人治病，能预刻年月，决人生死，有名吴中，此盖旷古无比。顾文卿亦奇人，必察之有方，世上自多明目之人，后来瞽者，脱欲继其踵，我恐增地下人。

知时捷法

《北山医话》载，鼻息知时一则。予尝得知十二时捷法，其法先用丝线长尺余，穿钱孔缠结，双指举线末持之，钱下垂尺许，下承以瓯若盂属，勿令钱至底，勿令手动摇。如此须臾，钱稍稍活起，左右摇荡，触边作声。若辰时，则作声五次而止，巳时则四次，余皆如此。但两时中间，则仅一声，妙不可言。仓促之际，可以代自鸣钟，或谓指端有脉动而应之。此理不可晓者。

虎　咬

明和中，朝鲜有虎患。对州戍卒夜巡者，忽遇一虎，直操枪刺之。虎怒号，临死啮断其胫肉。急召国医请治。医诣：先以新汲水，浇灌伤处数十回，冷极矣。因活剖鸡腹，乘热罨伤处，随冷随换。杀鸡者数十只，伤处渐坟起，而焮热，乃以膏药敷其上。内用败毒散，加一味雄黄服之，凡旬余而愈。此法又可治瘈狗①咬伤。州人雏河某，尝为予谈，未知方书有载之者否。

蒙汗药

《本草》载解蒙汗毒方，未知蒙汗何物。《十便良

① 瘈狗：疯狗。

方》引《鸡峰方》云：“解中毒蒙翰，昏闷不省。”盖蒙翰即蒙汗。郎仁宝《七修类稿》云：“小说家，尝言蒙汗药，人食之昏腾麻死，后复有药解活，予则以为妄也。”昨读周草窗《癸辛杂志》，云：“中亚地区有药名押不卢者，土人采之，每以少许，磨酒饮入，则通身麻痹而死。至三日，少以别药投之即活。御药院中亦储之，以备不虞。”又，《齐东野语》亦载，草乌末，同一草食之即死，三日后亦活也。又，《桂海虞衡志》载，曼陀罗花，盗采花为末，置人饮食中，即皆醉也。据是则蒙汗药非妄。予按，明·梅元实《药性会元》云：“羊踯躅花，不可服，误则令人颤抖、昏倒一昼。如用可拌烧酒蒸三次，即无虑矣。同陀罗花、川乌、草乌合末，即蒙汗药。”又，王翊《万全备急方》：“蒙汗，俗名麻汗。”又，清·张介石《资蒙医径·铦骨门》载：“蒙汗药，一名铁布衫。少服则止痛，多服则蒙汗。其方：闹阳花、川乌、瓦楞子、自然铜、乳、没、熊胆、朱砂、麝香，凡九味。上为绝细末，作一服，用热酒调服，乘饮一醉。不片时，浑身麻痹。”得数说而始明矣，然蒙汗未详何义。先友山田宗俊云：“蒙汗即闷之反切，犹秀之为唧溜，团之为突栾之类。”予昧于韵学，未知此说为得否。何培元《本草必读》云：“蒙汗药，烟草子所造。”烟草，岂宋元时得有之。又，《秘方集验》云：“蒙汗药，俗呼烧闷香，不知亦是何物?”后阅史搢臣《愿体集》云：“旅店临卧，置水榻前，以防闷香。”又，郑仲夔《耳新》云：“昔有客投河北逆旅，室中纸糊甚密，俄一女子过前，言烟来伏地者再。夜久，果有烟，因忆女子言，得不死。明日白官捕，设媒者，娶女子以去。”尝闻失火之家，须匍匐而遁，不则难出于烟，又有衔水以御之。王兆云《挥尘新谭》亦载一事，全与此同，盖此烧闷香也。然《水浒传》蒙汗药，皆置酒中，无毒烟熏死事。则《集验》之说恐妄耳。

金箔治杖疮

《四朝闻见录》云：“王泾颇宗继先术，亦有奇验，然用药多孟浪。高宗居北宫，苦脾疾，泾误用泻药，竟至大渐。孝宗欲戮之市朝，宪圣以为恐自此医者不敢进药，止命天府杖其背，黥海山。泾先怀金箔以入。既杖，则以敷；若未受杖者，邦俗打扑肿疼，亦敷金箔，未无所自也。”

丹　药

程宗衡《释方》云：“丹，丸之大者也。”程涓《千一疏》云：“丹，单也，一方治诸病之谓。”予按：

二说皆非也。赵与时《宾退录》引王思诚《翠虚篇·序》云："采时唤为药，炼时唤为火，结时谓之丹。"又，《圣济总录》云："丹者，烹炼而成，有一阳在中之义；丸者，取其以物收摄而已。"今以火炼及色赤者为丹，非炼者为丸。又按，《抱朴子》云："仙药之上者，丹砂。"陶弘景《丹》云："丹即朱砂也，盖以方士多煅炼服饵。"凡诸石煅炼之物，泛然称之丹。后草药，如控涎丹，亦称之丹，竟无知其所由焉。

六一泥

仙丹，以六一泥封之火之，始见《抱朴子·金丹卷》，未言六一泥是为何物。《黄白卷》云："以蚓蝼土及戎盐为泥，泥釜外，此盖六一泥。"《千金》而降，其方渐繁，然六一泥，唯取其坚固，使药气不泄耳。按，商浚《博闻类纂》云："凡炉火中，用盐泥，乃是盐烂研细，自然成泥，一名六一泥。"六与一皆水数也。盐泥固济，医家常为之，而其知为六一泥者殆稀矣。《本草述》云："六味同为末，故云六一泥。"非。

刀圭

陶氏《本草·序列》云："刀圭者十分方寸匕之

一，准梧桐子大。”《医心方》引《范汪方》云：“二麻子为一小豆，三小豆为一梧实，二十黍粟为一簪头，三簪头为一刀圭。”《外台删繁》“车前草汤”方后云：“一刀圭者，准丸如两大豆大。”《汉·律历志》注云：“六十四黍为一圭。”按：数说似异，而其实大抵同。董谷《碧里杂存》云：“按晦翁感兴诗：‘刀圭一入口，白日生羽翰。’”然学者皆不知刀圭之义，但知其为妙药之名耳。嘉靖十四年，八月晦日，忽悟“刀圭”二字，甚痛快，不知古人亦尝评及此否。前在京买得古错刀三枚，京师人谓之长钱，云：“是部中失火，煨烬中所得者，其钱形正似今之剃刀，其上一环，正似圭璧之形，中一孔，即贯索之处。”盖服食家，举刀取药，仅满其上之圭，故谓之刀圭，言其少耳。刀即钱之别名，布也、泉也、错也、刀也，皆钱之类也。无年号款识，殆汉物乎？又，按《千金》“太乙神明丹”方后云：“凡言刀圭者，以六粟为一刀圭。”一说云：“三小豆为一刀圭。”据以上诸说，“六粟”疑是“六十粟”之讹。

三　建

程氏《释方》云：“附子、川乌、天雄，性燥而悍烈，乃雄健之药也。”又，陶隐居云：“三种本出建平，故谓之三建。”苏敬则辨陶之非，谓“建”乃“堇”之讹，盖堇，乌头苗耳，亦未为得也。又，周草窗《癸辛杂志》云：“川乌建上，头目虚者主之；附子建中，脾胃寒者主之；天雄建下，腰肾虚惫者主之。”予按：仲景有建中汤，果如《杂志》之言，则当曰建三汤，而不可曰三建汤也。尝读谢灵运《山居赋》云：“二冬并称而殊性，三建异形而同出。”自注：三建者，附子、天雄、乌头。三建之名，盖其来尚矣。偶检韵书：“建根一声。”《巢源》：“疮根一名疮建。”《本草》：“毛茛，一名毛建。”因窃疑三建，或是三根之谓。王晋三《古方选注》云：“三生饮方中，南星作虎掌云。”《肘后方》名三建汤，附子小而丛生者，为虎掌，悉是天雄一裔。南星亦名虎掌，乃相沿之误，实非南星也。按：《肘后》不载三生饮，此说殆为谬妄。

骗马丹

程泰之《演繁露》云：“尝见药肆鬻脚药者，榜曰骗马丹。归检字书，其音为匹转，且曰跃而上马。”《通典》曰：“武举制土木马于里闾间，教人习骗，始悟骗之为义。”予按：《神仙遗论》：“便毒，一名骗马坠。”盖亦取义于此。薛蔚《西厢》注：“骗马盗贼之属。”误也。

中毒昏眩

陆粲《庚巳编》云："盛御医寅，一日晨入御药房，忽头痛昏眩欲绝，群医束手，莫知何疾。敕募人疗治。有草泽医人，请见，投药一服。逡巡即愈。上奇之，召问所用何方。对曰：寅空心入药室，卒中诸药之毒，能和诸药者，甘草也。臣用是为汤以进耳，非有他术也。上诘寅，果未晨饔而入，乃厚劳其人云。"龚氏《回春》载："药室家人，正锉药，忽仆地不省人事。此非病也，必药气熏蒸，中于药毒，令与甘草煎汤，灌之立醒。"都本于此。

卷下

紫色

《五脏生成篇》："生于肾，如以缟裹紫。"据宋·王楙《燕翼贻谋录》及赵彦卫《云麓漫抄》，古之紫，赤汁染之，与朱相近。故《论语》云："夺朱，今之紫。"起宋仁宗晚年，时谓之黑紫，又谓油紫、黝紫。以古之紫，为浅紫，或北紫，或赤紫。予按：经文，与乌羽对，与炲反。《神农本草》："紫草、紫芝、紫石英属，皆以今之紫得名焉。"《尔雅》："藐，茈草。"郭璞注："可以染紫。"《本草》陶注亦云："紫草即今染紫者。"《说文》："紫，帛赤青色。"邢昺《论语疏》云："紫，北方间色。北方正水黑，刻火赤，故紫色。"则知不始于宋时也。《本草》《素问》皆汉人所撰述，许慎亦汉人，意今紫古有焉，而后失染法。至于宋再得之者，王、赵博洽之士，何不检及于此乎？世妇女藏衣物于匣中，紫赤必分置之，不然，紫吸赤色变绛，家人亦数验之。岂夫子所称，亦今之紫，而其云夺者，其谓之与。是诚臆度，录以徯后考。

鹘突羹

先友奥州志茂吉卿云旦尝问予曰："《本草》鲫鱼附方，有鹘突羹，未审'鹘突'是何义？"予书一纸，引援诸说以答之，今漫记于下。刘孟熙《霏雪录》云："'骨董'乃方言，初无定字，东坡尝作骨董羹。用此二字，晦庵先生语类，只作'汩董'。"《字学集要》云："骨董以鱼肉诸物，埋饭中，谓之骨董饭；和羹中，谓之骨董羹。"《留青日札》云："卖宝货诸物兼备者，曰骨董铺。村夫称古董。"谬矣。《渔隐丛话》作"谷董羹"。《通雅》引《名物考》云："惠州有骨董羹，则鹘突羹耳。"孙奕《示儿编》云："'糊涂'读'鹘突'，或曰不分明也。鹘隼也，突起卤莽之状。"《金壶字考》云："糊涂，音忽突。"成聊摄注《伤寒论》云："懊憹者，俗谓'鹘突'是也。盖心中愦闷，不可名状之义。"《品字笺》云："骨指肉中之脆骨，董谓莲之藕芽也。"未知此说何据。

药用后窍

《新齐谐》载："回族人病不饮药。有老回族人能医者，熬药一桶，令病者覆身卧，以竹筒插入谷道中，将药水乘热灌入，用大气力吹之。少顷腹中汩汩有声，拔出竹筒，一泻而病愈矣。”按：便秘不中用承气辈，宜用蜜煎、姜兑等者。以西洋唧筒，名契里私打儿。盐水和蜜，入筒中，以筒嘴插臀窍，挤入直肠内，甚为捷速。

儿啼于腹中

《玉芝堂谈荟》云：“《鸡跖集》：‘王昙逸母孕时，腹中闻啼声。’宋孝武大明中，张畅妾怀孕而于腹中啼，声闻于外。又，后废帝元徽中，车莞徐垣妻，怀孕亦然。”《旷园杂志》云：“康熙三十八年，柏某分巡江西，有胥役吴敬妇，怀八月，腹中忽呱呱作声，一时喧传。时杭州有柴北溟，善医，客柏署，柏因嘱往视，见妇极委顿，而腹中作声不止，举家惊恐。柴坐定，审视良久，顾座间，有象棋一奁，随手散倾于地，令人掖妇，逐一拾起纳奁中。逾时拾至二十三枚，而声止。”按，《虞氏正传》云：“脐带上疙瘩，乃儿口中含者，因妊妇登高取物，脱出儿口，以此作声。令妊妇曲腰，向地拾物，使儿复得含入口中即止。”柴乃用此术耳，不足为奇。予昔闻先慈言，予亦在先慈腹中，作声者数次。

茶　功

《名医类案》载“沈诚庄以茶治肃王疾”事。何乔远《名山藏》云：“西番，中国藩篱也。秦蜀产茶，茶性通利，疏胸膈底滞之气。西番人嗜乳酪，不得茶，则困以病。”《七修类稿》亦载此事，云：“盖以彼欲茶，不得则发肿病死矣；欲麝香，不得则蛇虫为毒，禾麦无矣。殊不知贡易不通，则命死一旦，安得不救也哉?”《滴露漫录》云：“茶之为物，西戎吐蕃，古今皆仰给之，以其腥肉之食，非茶不消；青稞之热，非茶不解。是山林草木之叶，而关系国家大经。诸书所记，皆以其荡涤胸中之腻也，而《本草》所未论及，故表而出焉。”又，《国史补》载故老云：“五十年前，多患热黄，近代悉无，而病腰脚者多，乃饮茶所致也。”按：茗见《管子》，茶出王褒《僮约》及《飞燕外传》。又，吴孙皓赐茶荈①于韦曜，盖李唐以前，未大行于世也。唐开元中，泰山灵岩寺有降魔师，大兴禅教，学禅务于不寐，又不夕食，皆许其饮茶，人自怀挟。到处煮饮，从此转相仿效，遂成风俗，至陆鸿

① 茶荈：茶茗。《尔雅·释木》：“早采者为茶，晚取者为茗，一名荈。”

渐、常熊伯，茶道大行。详见《封氏闻见记》。古时有扁鹊《疗黄经》《点烙三十六黄经》，知斯疾多。考《本草》："茗，清热，解炙煿毒。"今如本邦，亦罕患之者，岂茗饮行之验欤？而《相感志》云："吃茶多，令人黄。"后世亦有"茶黄"之称，则与《国史补》之说相反。

若木疮

《三因方》"露宿汤"方中，用若木疮一掌大，人无辨其为何物焉。考程月溪《释方》："露宿汤诗云：'露宿青榴皮，椿根草果宜，杏仁甘草锉，乌梅姜片随。'知若木疮，是椿根。"《奇效良方》亦无若木疮，有椿根皮。而施氏《续易简》《永类钤方》，作"苦木疮"。王氏《易简》治痢药中，有苦木桐。疮、桐音相近，岂"桐"讹为"疮"乎？《百一选方》引《泊宅编》载，椿根止痢之功，当并考。《东医宝鉴》"露宿汤"方云："苦木疮，一掌大，即樗根白皮。"

钟馗

《本草纲目》："历日后，出钟馗一条。"《时珍集解》全袭杨用修，而不详药方所用何物。按，都昂

《三余赘笔》云："唐故事，岁暮赐群臣历日并画钟馗。刘禹锡有《代杜相公谢钟馗历日表》云：'图写威神，驱除群厉。颁行元历，敬授四时。弛张有严，光增门户之贵；动用协吉，常为掌握之珍。'又，有《代李中丞谢钟馗历日表》云：'绩其神像，表去厉之方；颁以历书，敬授时之始。'"按：张说《谢赐钟馗及历日表》，见《文苑英华·五百九十六卷》。乃知《圣济总录》"杨起奇效单方"所用正是此物也。又，《日下旧闻》云："明时禁中岁除，安放绢画钟馗神像，像以三尺素木小屏装之，缀锢环悬柱，最为清雅。"出《旧京遗事》。

龟　板

冯梦祯《快雪堂集》载："王节斋先生，素工医。抚蜀时，患虫病，访知青城山有隐者能治，召之不来，乃躬造之一宿。隐者脉之云：'此虫病也。'问何以致此？乃诘其尝所服药，云：'素服补阴丸。'曰：'是矣，其虫乃龟板所致。龟，久生之物，唯败板入药，不得已，用生解者，须酥炙极透，应手如粉者良。少坚得人之生气，其生气复续，乃为虫耳，此非药饵所治。公自今寿尚可三年，犹及生子。'公遂归，三年生子而卒。"龟板良药，制法一乖，取祸如此。以节斋之善医，尚有此矣，医可轻言哉？庚寅八月廿一日，闻之姜子干。按，王节斋《本草集要》云："龟乃阴中至阴之物，禀北方之气而生，故能补阴血不足。又，方家以其灵于物，故用以补心甚效。"此说盖出于丹溪。王氏深信丹溪，不啻笔之于书，自用以取祸如此，抑似愚焉。然龟板为虫之说，亦难信据。而又《紫桃轩杂缀》所载一事，殆与此相类，云："昔润州一大老，必喜服食，所制补剂中，用败龟板。饵之垂十年，颇健朗。晚岁忽患虫膈，厌厌就尽，乃谒白飞霞。飞霞诊视良久，曰：'此瘕也。公岂饵龟板药耶？今满腹皆龟，吾药能逐之，其在骨节肤腠中者，非吾药所能也，公可速治后事。'乃与赤丸数粒服之，下龟如菽大者升余，得稍宽，不数月仍敝。易箦①时，验小遗，悉有细虫，仿佛龟形，其得气而传化如此，可畏哉。"

紫河车

紫河车，不可服饵，李东璧既辨之。今又读诸书，采李氏所未言及者，备录于下。程若水《医彀》云："紫河车，《本草》并无其名，今人取其生发之源，混

① 易箦：易：更换。箦：席子。更换床席，指人病危将死之际。

沌之皮，包含变化，将以补人，此未达至理者。夫儿在胞，始由白露桃花，渐而变化，脏腑、四肢、百骸，以至皮毛、骨肉、气血、精神，无不具备。十月满足，乃变化至极之处，物极则返之时，正是瓜熟蒂悬，栗熟自脱之际。且其精华，皆聚于儿。既产其胞衣尚有余气存耶，未闻栗壳、瓜蒂尚有补者。其大造丸，有服之而效者，乃余药之功，非河车力也。”李日华《六研斋笔记》云：“宋元干，吾里奇士，以医游长安，所寓必楚洁，种树引流以自怡。见一时贵者，竞服人胞，乃著论排之曰：‘今人食禽卵而弃其壳，以其无滋也。胞即人壳，奈何贵之？’”周亮工《书影》云：“亲串有从余游都门者，其人谨愿，生平绝迹北里，突生天疱，不解所自。予忽悟其故，解之曰：‘君质弱，常服紫河车。京师四方杂集，患天疱者甚伙，所服药中，安知无天疱衣胞？此疮能延子孙，气味所冲，尚能中人。生子多无皮肤，衣胞尤为毒气所归。君之患，必源于此。’众者以为然。”《五杂俎》所论，其意与程、李同，当参看。

人参生、熟

明·徐竞《高丽图经》云：“人参之干特生，在在有之，春州者最良，亦有生、熟二等。生者色白而虚，入药则味全，然而涉夏则损虫，不若经汤釜而熟者，可久留。”清《三朝纪事》云：“我国与明人以人参交易，用水渍之，明人佯不欲市，国人恐朽败急售，不得价。上虑民用不充，欲煮而暴之以售，诸贝勒难之。上不听，令如法以制，不急售，得价倍常，民用以利。”按：《本草》无人参汤煮之说，特冯氏《锦囊秘录》云：“人参微寒温，微温者，言其功用也；云微寒者，言其所禀也。有采来入沸汤，略沸即取起焙干，或生置无风处阴干，凡带生而采者，有皮力大；过熟而采者，无皮力驯。临用切薄片，银石器中浸，火熬汁。如入丸散，隔纸微焙炒，如欲久藏，和炒米拌匀，同纳瓶中封固，则久藏不坏，且得谷气也。”予试之，生者不啻轻虚，肉脆而瘪皱，不若经汤者，肉实而肥也。今朝鲜所贡，皆经汤者，如其收藏法。唐秉钧①《人参考》载数款。今试之，冯氏之法为得矣。

广东人参

《惠州府志》云：“韩宗伯曰坡公《罗浮五咏》，人参、地黄、甘菊、薏苡、枸杞，莳于山房之小圃，

① 唐秉钧：字衡铨，上海人，清代医家。撰有《人参考》一卷。另有《内经要语》一书，未见刊行。

各为诗纪之。今罗浮所产，唯枸杞、薏苡恒有，甘菊亦时有之。人参、地黄，即老圃无能识者。当时崎岖万里，从何移根？人参之诗曰：'灵苗此孕育，肩股或具体。'又曰：'青椏缀紫萼，员实坠红米。'言之凿凿，应非浪语。然二物不书，传信也。"又，屈翁山《广东新语》云："广东无人参。"而宋广业《罗浮山志会编》①："人参，罗浮所产，殊与《本草》人参不类，状如仙茅，叶细圆，有紫花。三叶一花者为仙茅，一叶一花者为人参。根如人字，色如珂玉，煮汁食之，味与人参无别，但微有胶浆耳，滋补亦如人参，山人采作药饵。"按：罗浮，在广东惠州，此则另是一种人参，而今舶上广东人参，非广东所产，以其初广舶载来，遂有其名，乃与罗浮产者殊异。

刨　参

王士禛《居易录》载新定刨参之例："刨人参，亲王，一百四十名，人参七十斤；世子，一百二十名，人参六十斤。"云云。按：刨，削也。高士奇《扈从东巡日录》云："採参之法，以四月及七月裹粮入山。其

① 《罗浮山志会编》：本书 22 卷，是清代宋广业创作的山志。

草一茎直上，独出众草，光与晓日相映，则刨取其根一窠，或四五歧，或二三歧者。”《清会典》：“康熙五十三年题准，令乌喇采蜂蜜，人一年采蜜，一年刨参。”据此，则刨参似谓刨取而不经制者。

人参、柴胡

蓡，《说文》：“人蓡，药草，出上党。”《本草》遂谓，后世因字文繁，遂以参星之字代之，从简便尔。然而《前汉·史游急就篇》：“远志续断参土瓜。”颜师古注：“参谓人参、丹参、紫参、玄参、沙参、苦参也。”又，王符《潜夫论》云：“治病当得人参，反得罗服①，则《本草》之言，不必矣。”《尔雅》《玉篇》及《上林赋》，皆为紫草之紫也，唯《急就篇》云：“黄芩茯苓礜茈胡。”颜注：“茈，古‘柴’字。”而《战国策》：“《淳于髡》曰：‘今求柴胡、桔梗于沮泽，则累世不得一焉。’”世称好古者，特用“人蓡”“茈胡”字，而以“人参”“柴胡”却为后世之字，且以“茈”为“紫”音，可笑之甚也。时珍云：“《伤寒论》尚作‘蓡’字，作‘茈’字。”考宋版《伤寒论》，犹作柴、参。今宋版，赵清常所校，必非治平之旧，但

① 罗服：莱菔的别称，又名萝卜。

成无已本释音："茈，音柴；（人）蕿，（下）音参。"则知古本如此。

生金、脑子[①]

晋贾后饮金屑酒死，则生金有毒可知矣。又，梁萧衍废齐宝融为巴陵王，乃使郑伯禽，诣姑熟，以生金进。王曰："我死不须金，醇醪足矣。"是亦以生金毒杀之也。《吴录》荆州刺史王睿刮金饮之而死，此亦当是生金矣。宋·文天祥、贾似道皆服脑子求死不得，唯廖莹中以热酒服数碗，九窍流血而死。此非脑子有毒，乃热酒引其辛香，散溢经络，气血沸乱而然尔。又，《明季遗闻》丘瑜初被执，即自缢，为贼救醒，后服冰片死。

土中焦米

《酉阳杂俎》："乾陀国，昔尸毗王仓库，为火所烧，其中粳米焦者于今尚存。服一粒，永不患疟。"又，周栎园《书影》云："去汀州八十里，名蓝田，石城邑所属。地有山，号蜡烛峰，圆秀异常，山腰环转，

① 脑子：龙脑香，一般指天然冰片。

一路如带。路产糯米，杂砂砾中，色若火微煅，而纹理划然。乡人病心者，拾啖之即愈。余曾游此，命小奚数人拾，各盈匊几殆尽矣。旋踵视之，又累累如贯珠，真异事也。”又，吴震芳《述异记》云：“楚武昌府，汉阳门内，旧有陈友谅广积仓基，今皆为民居。康熙甲子年，有地中掘得黑米者，黑如漆，坚如石，炒之松，研为末，治膈症如神，价比兼金。临海教谕吴牖丹在楚亲见言之。”又，王械《秋灯丛话》亦载武昌黑米治膈事，云：“天门学宫前，明改建北郭仓基地，亦掘得黑米，治疾颇验。乾隆丙申，黄州重修郡学，疏浚[①]泮池，池底积米甚多，色似漆而坚，治病如前，人争取之。太守王公廷栋恐系前人镇压物，禁而掩之。”按：本邦奥州二本松地有名长者仓，土中出焦米，如诸书所记，金峨井先生东游之时，采得而归。详见其所著《考盘堂漫录》中。又，闻上总州夷灊郡万木城趾中，于草间往往得焦米，患疟人，水服一粒，立愈。见《房总志料》。

肉豆蔻

《本草》所载肉豆蔻形状，仅其中核耳，不知核外

① 疏浚：清除淤塞或挖深河槽使水流通畅。

有肉包之。予常于侍医桂川公鉴国瑞所，啖蛮舶所赍蜜渍者，大如鹅蛋而圆，香味异常，极美，此盖《池北偶谈》所载荷兰贡物中甜肉豆蔻者。公鉴云："肉豆蔻木本，《本草》收之于芳草部中，甚误。考荷兰药谱，树如梨，叶如桃而小，花如蔷薇，其香可爱。花退后，结实，形如胡桃，第一层为肉，极厚，可以为蜜渍而食。在树而熟，则拆裂。第二层为膜，著核上如栗荴，软而黄赤，其香最馥郁。剥下干收，以为料物，甚佳。中核，即药品所用也。核外肉厚，故对草豆蔻，称肉豆蔻。"

牧　靡

郦道元《水经注》"牧靡音麻"，县名。云牧靡"可以解毒。百卉方盛，鸟多误食乌喙，口中毒，必急飞往牧靡山，啄牧靡以解毒也"。李奇注《汉书》云："牧靡，即升麻也。"而段柯古云："牧靡不知何药也，盖失考耳。"予谓方书云："无犀角以升麻代之。"朱二允辨其误，然若用此县之产，其效宜不减于犀角焉。萨州曾士考昌启云："牧，当是'收'讹。收、周同音。《本草》'升麻，一名周麻'，可以证焉。"《通雅》作"收靡县"。

茯　苓

茯苓、茯神原是一物，《别录》强判之耳。《史记·龟策传》作"伏灵"，乃"神灵"二字互用。《广雅》："茯神，茯苓也。"《太平御览》引《本草经》："茯苓，一名茯神。"可为证也。屈大均云："茯者，伏也。神伏于土中而为苓，故曰茯苓。苓者灵也，神能伏则灵。"盖有鉴于此，大洲太田子通澄元有《茯苓辨》，甚为明确。

薏苡、枸杞

《素问》："坚而搏，如循薏苡子，累累然。"所谓薏苡，非粳糯而何？予当多种粳糯，畦中或有变为薏苡者，因知二种原是一类，功用亦当不太远。苏颂云："枝无刺者，真枸杞也；有刺者，枸棘也。"时珍云："枸、杞二树名。此物棘如枸之刺，茎如杞之条，故兼名之。"果如苏之言，当曰杞，而不可曰枸杞也。予家园圃，亦多栽枸棘，时或有不生。棘者，知是犹薏苡与粳糯。寇氏《衍义》以枸棘为枸杞一名，似是。

陈廪米

颜师古《匡谬正俗》云："《本草》有陈廪米。"陶弘景注云："此今久仓陈赤者，下条有粳米。"弘景又注云："此即今常所食米。前陈廪米，亦是此种，以廪给军人，故曰廪耳。"按：陈廪米正是陈仓米，"廪"即是"仓"，其义无别。陶公既知已久入仓，故谓之"陈"，而不知呼"仓"为"廪"，改易本字，妄以"廪给"为名，殊为失理。万安方云："性全按：陈廪米者，日本人皆谓在仓廪中经年者。误矣。今如诸本草说者，廪军地名米，即虽新米，如陈米，入用药尤佳。余州余地米，必须用陈米也。但虽言陈米，不可用经两三年之米，只经一年之米，宜用之。今不见《蜀本草》者，用经数岁之米，大谬矣。"予按：《大观本草》所引《蜀本草》，与此大异。师古唐人，已为"仓廪"之"廪"，则《蜀本》之说难从焉。况廪军得地名，他书所未见，不知性全何据云尔。

滑　石

《本草》载："滑石，初取软如泥，久渐坚。"时珍云："今人亦以刻图书，不甚坚牢。"高士奇江村

《归田集》云："冻石，旧时处州山中，往往从璞中剖出，初本软，见风结为石，故名曰冻。其色或淡白、淡黄、淡青，光泽可爱，以之镌刻图记，远胜铜玉。近唯青田旧坑间尚有之，冻石绝不可得矣。"依此说，青田冻石、蜡冻灯光之属，乃与滑石一类。曩西湖田元长善之亦有此说，知其言偶相符焉。又，袁慢恬《书隐丛说》云："湖广山中多石膏，初生似膏液，渐凝如矾石，人家往往多采之。雍正中有人采石膏，至一处，见小穴中有人语，自谓前亦采膏人，偶遭山石崩随，塞其出处，于中不记年岁，朝夕食石膏之未凝者生，幸为出我。采膏者异之，闻之于官，官使人验之果然。幕中有识者曰：'不可骤使见风，恐其身僵成石，以服石膏日久故也。'遂以粥饮于穴口渐进之，一二十日后，始出之外，肤如朽腐，后亦渐愈。"《二程遗书》云："南中有人采石，石陷压闭石罅中，取石膏食之，不知几年，后他人复采石，见而引之出，渐觉身硬，才见风便化为石。"幕中人亦博识矣。又，包汝楫《南中纪闻》云："大理石，初采时柔软可卷，取出见风始坚劲，采石必谙画理，临采携画谱进壑，遇可点缀处，辄用指法，那移添凑，片片揭下，席卷怀出，故大者最难得。"据二书所载，则见风坚结者，不特滑石之类然也。

龙　骨

陆深《金台纪闻》云："郿县①河滩上，有乱石，随手碎之，中有石鱼，长可二三寸，天然鳞鬣，或双或只不等，云藏衣笥中，能辟蠹鱼。又，平阳府候驿浍河，两岸仄土上，皆妇人手迹，或掌或拳，俨然若印，削去之其中复然。又，大同山中，有人骨，在山之腰，上下五六十丈，皆石耳。唯中间一带，可四五尺，皆髑髅，胫节龈龈然。关中之山，数处亦尔。"予按，倪氏《本草汇言》："龙骨非真龙之骨，晋蜀山谷，随地掘之，要皆石燕、石蟹之伦，蒸气成形，石化而非龙化也，亦当以俨山所纪，推而知已。"

蟾　酥

蒋一葵《长安客话》云："太医院，例于端阳日，差官至南海子，捕蛤蟆，挤酥以合药，制紫金锭。某张大其事，备鼓吹旗幡，喧阗以往，或嘲以诗曰：'抖擞威风出凤城，喧喧鼓吹拥霓旌，穿林披莽如虓虎，捉得蛤蟆剜眼精。'"《嘉兴县志》云："宫中用蟾蜍

① 郿县：地名，在陕西省。今作"眉县"。

锭，于每岁端午日修合，各坊车蛤蟆至医院者亿万计，往时取用后率毙，盖两目俱废，不能跳跃也。东山朱公按：朱彝尊年谱，高祖儒，字宗鲁，号东山。典院事，命止刺其一偏，得苏者甚多。此事似微，然发念甚真，为德不浅。”按：内府酥黄丸，出于《月令·广义》，其方五月五日，以雄黄加朱砂少许，研末入真蟾酥，和阴干，凡遇恶毒疮初起，以唾摩搽，微痛立止。紫金锭，用蟾酥，见于臞仙《乾坤生意》。其方：人言、巴豆、轻粉等凡十五味，与《是斋诸方》① 所载大异。王文谟《碎金方》取蟾酥法，先将皂角三两，煎水三沸，旋候冷，用大口瓮或缸盛水，将癞蛤蟆不拘多少入中，以稀物覆之，勿令跳出。过一宿，其酥即浮水面。若未浮，其酥即在身上矣，可用竹刀刮下用之。又，鲍叔鼎《医方约说》，蟾酥乃治诸毒之要药也，制合得宜，敷、服皆可用。蛤蛭皮，即蟾皮也，大能收毒，外贴不可缺也。皆《本草》不载，故姑录于此。

杬有二种

杬有二种，其一药中芫花，《尔雅》所谓毒鱼是

① 《是斋诸方》：指《是斋百一选方》。作者为南宋名医王璆。王璆，字孟玉，号是斋，山阴（今属浙江省）人。

也；其一藏卵果者，《齐民要术》作杬子法所用是也。而郭注《尔雅》云："杬大木，子似栗，生南方，皮厚汁赤，中藏卵果。"颜师古注《急就篇》引郭注云："此说误耳。其生南方，用藏卵果者，自别一杬木，乃左思《吴都赋》所云'绵杬杶櫨'者，非毒鱼之杬也。"颜注明确如此。李东璧不读《急就》颜注，于"芫花"条载煎汁藏果之说，抑失考耳。朱锡鬯彝尊，著《释杬》一篇，辨坊本《尔雅》，为"杭"之讹，征引极博，犹且以毒鱼藏果为一杬，亦失于不检矣。

矾[①]、礜之讹

《医话》载刘敬叔《异苑》曰："魏武北征蹋顿，升岭眺瞩见一山冈，不生草木。王粲曰：'必是古冢，此人在世，服生矾石，死而石气蒸出外，故卉木焦灭。'即令凿看，果得大墓，有矾石满茔。"仲宣博识强记，皆此类也。姚宽《西溪丛话》云："据《本经》，矾石性寒，《异苑》云热，盖误矣。"愚按：方书矾石、礜石或误写，仲宣所谓，恐礜石也。矾石亦出温泉，则不可谓性寒，但不如礜之甚热耳。拙者按：黄长睿《法帖刊误》云："王子敬《静息帖》云：'礜

① 矾："矾"的繁体字为"礬"。

石深是可疑事，兄喜患散辄发痈，散者，寒食散之类，散中盖用礜石，是热极有毒，故云深可疑也。’刘表在荆州，与王粲登障山，见一冈不生百草，粲曰：‘此必古冢，其人在世，服生礜石，热蒸出外，故草木焦灭。’凿看果墓，礜石满茔。又，今洛水，冬月不冰，古人谓之温洛，下亦有礜石，今取此石，置瓮水中，水亦不冰。又，鹳伏卵以助暖气，其烈酷如此，固不宜饵服。”子敬之语实然，聊附于此。《异苑》魏武逾顿岭云云，此段《本草》误刻在矾石部，此云刘表登障，别有所出，《刊误》所载如此，甚为明备，姚氏岂不见《静息帖》耶？洪容斋，亦有引《静息帖》“论礜石”一则，东璧《纲目》载之。芳氏之博洽，盍检及于此？又，以王子敬言考之，侯氏黑散亦是寒食散之一。《外台》有礜石、钟乳，必是仲景之旧方。《巢源》“论寒食散发候”云：“仲景经有候氏黑散。”《要略》“黑散”方后云：“常宜冷食，自在腹中不下也；热食即下。”可以互证矣。程云来以为黑散宋人校正时所附，盖不考耳。

笑菌

予家一仆，于豆州与其友五人，得异菌于道旁。其状似松蕈而小，稍带赤色，数茎攒簇。采归煮食之，旋心如醉，稍稍发笑不止。一时许，目晕颠倒不能起，口里黏唾，吐之色如磨刀汁，继之以涕泣。如许者半日而复故。其中有酒人，无异平常。本邦不产枫树，其令人笑者，乃《清异录》所谓“笑矣乎乎”。《夷坚志》载邱岑食蕈事，信乎酒能解其毒矣。

孔雀尾有毒

《体仁汇编》云：“鸩鸟毒，即孔雀毛并胆也。用干葛三两为末，水调顿服良。”《岭南杂记》云：“孔雀尾金眼，有毒，孩童戏取衔口中，有死者，其胆与粪尤毒，能杀人。”《品字笺》云：“孔雀之项，有毛长一二寸，以之画酒中，饮之立死。又谓之鸩毒。”此皆《本草》所不载，亦不可不知也。

甘露雀饧

吴仁杰《两汉刊误补遗》云：“衡阳尝有甘露降。刘贡父曰：‘此戾气所成，其名雀饧。’王定国谓：‘当从博识者，求甘露雀饧之别。’仁杰按：《汝南先贤传》，都尉厅事前有甘露降，功曹郑敬曰：‘明府政事，未能致甘露，但木汁耳。’又，陈祥明中，松柏林冬月出木醴，后主以为甘露之瑞，俗呼为爵饧。贡父所云，其出于此，王仲任曰：‘欲验《尔雅》之甘露，以万物丰熟，灾害不生，此则甘露之验。’其言足以泮群疑也。”王陶《谈渊》云：“翰林侍讲学士杜镐，博学有识，都城外有坟庄，一日若有甘露降布林木，子侄辈白于镐，镐味之惨然不怿，子侄启请镐，曰：‘此非甘露，乃雀饧，大非佳兆。’”郎仁宝《七修类稿》云：“雀饧，味虽甘，色则白浊，其臭如松脂，嚼之胶舌，甘露色微红，凝结如脂、如珠，馨香而有酒味，食之百窍皆爽也。”按：东璧《纲目》载杜镐言，作“甘露非瑞也”，盖传写之讹耳。东都西郊有一松树，每冬有雀饧，枝叶如凝露，土人呼为松蜜云。

马　肉

《续医说》载酒制马毒一则，晏子已云：“悬牛首于门，而卖马肉于内也。”知是从古非常食之品，而《周礼·六牲》马其一也。《穆天子传》有献食马之文，郭景纯注云：“可以供厨膳者。”由是观之，骏马驾车而不食，犹后世有坐马、菜马之别与。本邦人戒食四足，且严禁杀马，不啻不充厨膳，偶有食之者，目以非人。闻唯东奥之俗，有患梅疮结毒者，饵以自死马肉，经久极有效验。此古人所未言及也。

底野迦

底野迦，治眼疾。《龙树菩萨眼论》摩顶膏方中用之，云："西番者，状如驼胆。"又，《医方类聚》引《五脏论》云："神方千卷，药名八百，中黄丸能瘥千疴，底野迦善除万病。"《职方外纪》云："如德亚之西，有国名达马斯谷，土人制一药甚良，名的里亚加，能治百病，尤解诸毒。有试之者，先觅一毒蛇咬伤，毒发肿胀，乃以药少许咽之，无弗愈者，各国甚珍异之。"

鲊　答

鲊答，始见于元·杨瑀《山居新话》、陶九成《辍耕录》。而后世其文字不一，沈周《座客新闻》作"赭丹"，田艺蘅《留青日札》作"鲊单"，七十一①《西域闻见录》作"剳答"，并云："出牛马腹中。"《冀越集》云："马黑在肾。"又，《蟫史》云："马墨破之可千叶，煎熬用膈噎疾。"按：本邦人，以马腹中

① 七十一：人名，姓尼玛查，号椿园，满洲正蓝旗人，著有《西域闻见录》。

石，用膈噎。余亦试之，似饮食稍得下，然两三日后，必觉心气壅闷，故病人不肯久服。享和纪元夏，城东白银街木匠误吞铁钉，哽咽不出，痛苦欲死，医师数辈环绕，无术可施。适一老人以药末，水调灌之，少选喀一声，钉随而出，众人惊异。访何药，则云：“此秘方也，不敢告。”后有一医，恳请之，乃云“一味马腹中石也”。可见其通塞之功耳。《职方外纪》云：“渤泥岛有兽，似羊似鹿，名把杂尔。其腹中生一石，能疗百病，西国极贵重，可至百换，国王藉以为利。”又，方观《承松漠草》云：“蒙古西域祈雨，以楂达石，浸水中咒之，辄验。楂达生驼羊腹中，圆者如卵，扁者如虎胫，在肾似鹦鹉嘴者良，色有黄白。驼羊有此，则渐羸瘁，生剖得者尤灵。并是一种之兽，楂达亦盖鲊答耳。”《七修类稿》云：“羊哀形如湿茅纸，时亦用之，谓治反胃。”《留青日札》云：“羊哀在肠，形如小鼠子，可治鬲食反胃，余见其三。”《蟫史》云：“按牛有黄，狗有宝，羊有卵，俱在腹中，附胆而生。羊卵白石，色如玉，绝类狗宝，可治反胃。”考《本草》，不特诸兽腹中石，淋石、癖石亦并治膈噎反胃。又，《池北偶谈》载，高阳民家子，方十余岁，忽臂上生宿瘤，痛痒不可忍，医皆不辨何症，一日忽自溃，中有圆卵坠出，寻化为石，刘工部霖，以一金售之，治膈病如神。予所识岩槻街一瞽者，患囊痈，溃烂已久，忽迸出圆石十七枚，大者如杏仁，小者如按豆。余得二枚藏之，后为人持去，恨不试之斯疾。

樟木虫

《体仁汇编》治疔疮及无名肿毒，用樟木虫，即人家灶上出者。不拘多少，研烂敷之。少时疔出，毒散即消，如神效。按，商浚《博闻类纂》云："曹婆虫，南人谓之狙蝱虫，江南谓之樟木虫，京师谓之偷油虫。夜则出，有翅不飞，其走甚疾，多入酒食器中，臊气可憎。"按，《当涂县志》："蜚蠊。"《尔雅》谓之蟚，俗呼樟木虫，斯邦俗亦呼油虫，然人多不知有治疮之功矣。王永辅《惠济方》："土牛儿，春生墙下，作土窝，如钱大，上圆下尖，一名旦谷虫，此即《本草》所谓沙挼子。"斯邦俗呼造白虫。徐尔贞《医汇》："治齁喘，用盐油虫，入竹筒，七日化水。"《涌幢小品》云："蜗蜒，即今俗语所谓沿油也。"按：盐油，即沿油。《本草》所谓蜒蚰虫，斯邦俗，生吞以治齁喘，颇验。

灵柴

《广笔记》："五宝丹，非完方也，无红铅、灵柴，不能奏效。”按，《本草蒙筌》：“天灵盖，一名灵山柴。”丁凤《医方集宜》：“五宝丹，方凡四道。”其后云：“鼻子阳物蚀去，加天灵盖五分，便能长出，诚仙方也。”明是《笔记》所用灵柴，即天灵盖也。又，张筠亭《医门秘旨》：“灵山柴，即新生小儿脐带落下者。”名同而物异。

白酒

白酒，胸痹所用，未详其为何物。《齐民要术》载，河东颐白酒、白醪酒等造法，岂其是耶？又，《隋经籍志》有“白酒并作物法”十二卷，“白酒方”一卷之目，抑亦是耶？时珍《食物本草》及彭用光《普济良方》、《扬州府志》亦有造法，疑非古之白酒。《食物本草》云：“白酒处处有之，以蓼与面为曲，酿糯米为酒母，以水随下随饮，初下时味嫩而甘，隔宿味老而酢矣。”《普济良方》云：“糯米一斗，隔夜用冷水浸，次日蒸熟，用井花水淋下白酒曲五稠，匀拍在缺边中间留空，得有浆，是为白酒，若洗以烧酒一坛，即蜜淋漓酒。”《扬州府志》：“白酒各州县皆有，用草曲，三日可成，味极甘美，少入水曰水白酒，冬月煮过窨之，曰腊白酒。”虞兆隆《天香楼偶得》以为美酒。《偶得》云：“古人酒以红为恶，白为美，盖酒红则浊，白则清，故谓薄酒为红友，而玉醴、玉液、琼浆、琼饴等名，皆言白也。”梁武帝诗云：“金杯盛白酒。”正言白酒之美。近来造酒家，白面为曲，并春白秫，和洁白之水为酒，久酿而成，极其珍重，谓之三白酒。于是呼数宿而成之浊醪，曰白酒。使诗词家，不敢用“白酒”字，失其旨矣。然而《灵枢·经筋篇》以白酒和桂，且饮美酒，则知医方所用白酒与美酒自别。究竟古之白酒，不可得而详焉。今且从《千金》，用白截浆。截浆，酢也。酢，有通气下痰、豁胸利膈之能，此乃为得矣。薛俊《日本寄语》：“白酒，门东晒箕。”

灵　猫

灵猫，时珍《本草》，举数说已，似未亲睹其物。《职方外纪》云：“有山狸，似麝，脐后有肉囊，香满其中。辄病，向石上剔出之始安，香如苏合油而黑，其贵次于龙涎，能疗耳病。”宽政癸丑年，从崎岳邮致蛮舶所赍一头，先考蓝溪公，重价购之，蓄于小槛中，其臭异常，状如家狸。稍长大，尖头短耳，黑鼻巨口，其利在于牙，爪短而不着地，浑身茶褐色，黑斑如虎，尾颇似雉，两阴间有一囊，大如桃，即香囊也。香如白垽，满则痒闷，举一足开囊，著之于柱壁间。常与三四人捉之，以氍毹蒙其头，令不得咬人，因视囊，囊左右分开，色白有底，向上有一小孔，如针眼，乃香所泄出窍也。香以竹篾刮取嗅之，与真麝无别，与身臭大异，经久变黑色。此兽行则低首垂尾，不闻鸣声，人或触之，吓如猫。时闭窗户，放活雀于堂上，出之于槛，跳跃捕之而啖，甚捷。喂之以雀，日五六头。先考命二僮豢之，年余而死，惜不多取其香而贮焉。《本草》云："自为牝牡，恐诞矣。盖阴囊之外，有香囊，两扉略似牝户，故生此说耳。"又云粪溺香，此亦不然。

烟　草

王逋《蚓庵琐语》云："烟叶出闽中，边上人寒疾，非此不治。"关外人至以匹马易烟一斤。崇祯癸未，禁烟之令严，间私种者问徒，法轻利重，民不奉诏，寻令犯者斩。然不久而边军病寒无治，遂停是禁。予儿时，尚不识烟为何物。崇祯末，我地偏处栽种，二尺童子，莫不食烟，风俗顿改。按，张璐《本经逢原》云："北人藉以辟寒。"此果信。近阅一书，载俄罗斯人言云："吃烟草，免青腿牙疳之疾。"盖其证因寒毒所发也。

附录

募原考

募原，未详其义。检字书：募，广求也。无干人身之义。因考《素》《灵》诸篇，募者“幕”之讹也，“幕”又从肉作“膜”。刘熙《释名》云：“膜，幕也。幕、络一体也。”《痿论》：“肝主身之筋膜。”全元起注云：“膜者，人皮下肉上筋膜也。”李时珍《脉学》《释音》，“募”与“膜”同。盖“幕”本取义于“帷幕”《说文》：“帷在上曰幕。”耳。《太阴阳明论》：“脾与胃，以膜相连。”《新校正》云：“《太素》‘膜’作‘募’。”又，《邪客篇》：“地有林木，人有募筋。”此“募”“幕”易讹之证也。其已如此，而膜之在躯壳中最为用者，为膈幕。《人镜经》云：“膈膜者，自心、肺下，与脊胁腹周回相着，如幕不漏，以遮蔽浊气，不使熏清道是也。”《甲乙经》：“膈俞，在第七椎。”因推之，盖膈幕之系，附着脊之第七椎，即是幕原也。《疟论》：“邪气内薄于五脏，横连募原也。其道远，其气深。”《岁露篇》同。王冰注：“募原，谓鬲募之原系。"《新校正》云："全元起本，'募'作'膜'；《太素》、巢元方并同。"今以"横连"二字观之，则为膈幕之原系，无疑矣。而幕原，又所指不一。《百病始生篇》云："肠胃之外，募原之间。"又云："或著于肠胃之募原。"《举痛论》云："寒气客于肠胃之间，膜原之下。"又云："寒气客于小肠、膜原之间"，盖所谓膜原者，言膜之在各脏、各腑之间，而遮隔者之原系也。各脏、各腑之间，皆有薄膜，而外连于皮肉、孔穴。直其次者，谓之幕穴，肝幕期门、胆幕日月之类。岂脏腑位于身中，而其气，背部则从脊骨间而输出，故谓之俞穴；腹部则脏腑之幕，直着于皮肉，故谓之幕穴乎？《六十七难》亦误作"募"。滑寿遂注云"募，犹募结之募"，言经气之聚于此也，亦何不考也？此他后世诸家，释募原者，多牵强迂谬之说。兹举其一二如下：

马玄台《百病始生》注云："募原之间，皮里膜外也。"又，《举痛论》注云："膜，谓鬲间之膜。原，谓鬲肓之原。"

张介宾《百病始生》注云："肠胃之外，募原之间，谓皮里膜外，是皆隐蔽曲折之所，气血不易流通。"又云："募原，如手太阴中府为募、太渊为原之类也。"又，《举痛论》注云："膜，筋膜也。原，肓之原也。肠胃之间，膜原之下，皆有空虚之处。"又，

《疟论》注云："诸经募原之气，内连五脏。"

张志聪《百病始生》注云："募原者，肠胃外之膏膜。"又，《举痛论》注云："膜原者，连于肠胃之脂膜，亦气分之腠理。"《金匮要略》云："腠者，是三焦通会元真之处；理者，皮肤、脏腑之纹理也。盖在外则为皮肤、肌肉之腠理，在内则为横连脏腑之膜原，皆三焦通会元气之处。"又，《疟论》注云："募原者，横连脏腑之膏膜，即《金匮》所谓'皮肤、脏腑之纹理'，乃卫气游行之腠理也。"

高世栻《疟论》注云："横连膏膜之募原也。"

吴又可《瘟疫论》云："疫气之来，从口鼻而入，则其所客内不在脏腑，外不在经络，舍侠脊之内，去表不远，附近于胃，乃表里之分界，是为半表半里，即《针经》所谓'横连募原'是。"又云："若表里分传者，邪气伏于膜原。膜原者，即半表半里也。"

高鼓峰《四明心法》云："凡脏与脏、腑与腑，或脏与腑，彼此相接之处，中间盖有虚界之募原。而虚界中，复有刚柔筋脉，其为某脏之筋，便为某脏之病。譬如，胃与小肠相近，而邪入于胃与小肠之虚界，而彼筋脉属胃，则为阳明疟也。又如，肝与脾相近，而邪入于肝、脾之虚界，而筋脉或属脾，便为太阴经疟矣。究之脏腑虽病，皆因募原之气迁移也。"

王子接《古方选注》云："疟邪内薄，则邪不在表，非但随经上下，其必横连于膜，深入于原矣。膜，谓鬲间之膜；原，谓鬲肓之原，亦冲脉也。《灵枢经》云：'肓之原，出于脖胦。'止一穴，在脐下同身寸之一寸半。经又言：'邪气客于肠胃之间，膜原之下。'则膜原，又有属于肠胃者。"

蒋示吉《医意商》云："胃外肺下，即为膈膜，前齐鸠尾，后齐十一椎，周围著脊，以遮隔中、下二焦浊气，不使上熏，故疫邪亦不得下流伏于隙处也。"按：此虽不明言其名，然必指募原，盖本于又可之说。

刘奎《瘟疫论类编》云："膜，音莫，胸中支膝。"《嵩崖尊生书》云："募原一说，诸书不及。"朗仲云："原者，旷野之意，在脏腑之外，与胃相近。邪在此，其证不怕寒，一味发热不止。"

按：考以上诸说，"募原"二字，曰为皮里膜外，曰为鬲肓之原，曰为募穴、原穴，曰为腠理，曰为膏膜，曰为冲脉，曰为胸中支膜之原野，其不一定如此。然因《疟论》所言而揆之，其地即在形层之内、腑脏之外、侠脊之界，吴又可谓之半表半里者似是。但其言未清晰，是可惜耳。其余数说，未免歧误，学者勿见眩惑焉。

《铜人针灸图经》考

拓本《铜人针灸图经》三卷，系于明正统八年所重刊，首有英宗御制《序》及伏、仰、侧三图。十六字为一行，百六十行为一段，五段为一卷。每段之首，各标而分之。别有都数一卷，又为五段，四边皆有花草栏格。今依此而考其制。盖石二板，广二丈余，高六尺许，碑面每十余字，断为一行，百六十行。横为一层，凡五层，以为五段，表里刻之，即为四卷。意者石经之设资便于览诵抚拓，必不如寻常碑文。就石面上下，书丹为行。观唐开成石经而可见也。今以此校镂版正统本、徐三友重刊本，剥裂泐阙，虽间有焉，订讹正谬颇多，不啻一纸当瑶琨，抑医家之鸿宝也。廿余年前，针科医官山崎子政善得拓本《铜人图经》，因援引诸书，以为之考。丙寅仲夏，予亦得一本，视之于子政所藏，虽其拓稍粗，装潢亦楛，然首尾完好，无半简之缺遗，最可贵重。今以前所考，更为改补，备录于下。

《宋·艺文志》曰：“王惟一《新铸铜人腧穴针灸图经》三卷。”

郑樵《艺文略》曰：“《铜人腧穴针灸图经》三卷，宋朝翰林医官王惟一编修。天圣中，诏以针艾之法，铸为铜人式。”

王应麟《玉海》曰：“天圣五年十月壬辰，医官院上所铸腧穴铜人式二。诏一置医官院，一置大相国寺仁济殿。先是，上以针砭之法传述不同，命尚药奉御王惟一考明堂气穴经络之会，铸铜人式。又，纂集旧闻，订正讹谬，为《铜人腧穴针灸图经》三卷，至是上之，摹印颁行。翰林学士夏竦为《序》曰：‘圣人有天下，论病以及国，原诊以知政。王泽不流，则奸生于下，故辨淑慝以制治。真气不荣，则疢动于体，故谨医砭以救民。昔圣祖之问岐伯，以为善言天必有验于人。上下有纪，左右有象，督任有会，俞合有数，尽书其言，藏于金兰之室，洎雷公请问其道，乃坐明堂以授之。后世言明堂者以此。针艾之法，旧列王官之守，思革其谬。王惟一授禁方，精厉石，定偃侧于人形，正分寸于腧幕，总会诸说，勒成三卷。又以传心，岂如会目，著辞不如按形，复铸铜人为式。内分脏腑，旁注溪谷，窍而达中，刻题于侧，将使多瘠咸诏，巨刺靡差，按说蠲疴。若对于涪水，披图洞视。如旧饮于上池，保我黎庶介乎寿考。昔夏后叙六极以辨疾，炎帝问百药以惠人，当逊德归功矣。序以天圣四年，岁次析木，秋八月丙申上。’”

按：此《序》，石本及正统刻本、徐三友本并阙。特金大定本载之，题云：“翰林学士兼侍读学士、景灵宫判官，起复。朝奉大夫，尚书左司郎中，知制诰，判集贤院权尚书都省柱国。泗水县开国男，食邑三百户，赐紫金鱼袋，臣夏竦奉圣旨撰。”文多不同，《玉海》所载系于删略。

晁公武《郡斋读书志》曰："《铜人针灸图》三卷，王惟德撰，仁宗尝诏惟德考次针灸之法，铸铜人为式，分脏腑十二经，旁注腧穴所会，刻题其石，并为图注，并主疗之术，刻版传于世。"

按：惟一，作"惟德"，可疑。《针灸聚英》《古今医统》亦同。

苏颂《图经本草·序》曰："屡敕近臣，酬校岐黄《内经》，重定针灸腧穴式，范金揭石，或镂版联编。"

按：据苏氏此《序》，知当时新铸铜人像，而以《针灸图经》刻石，又镂版以印行。山崎子政藏金大定中所刻本，凡五卷，虽非天圣之旧，尤可贵重焉，特以未见宋版为憾耳。

《明一统志》曰："三皇庙，在顺天府治南明照坊，元元贞初建，内有三皇并历代名医像，东有神机堂，内置《铜人针灸图》二十有四，凡五脏旁注，为溪谷所会，各为小窍，以导其源委。又，刻《针灸经》于石，其碑之题篆，则宋仁宗御书。元至元间，自汴移置此。洪武初，铜人取入内府，图经犹存。"

熊均《医学源流》曰："宋咸淳间，翰林医官，朝散大夫，殿中省，尚药奉御骑都尉，王惟一编修金本，卷首署名如此。《铜人腧穴针灸图经》，凡五卷。"

按：咸淳，南宋度宗时号，而以惟一为咸淳人，误甚。又按：前所引诸书，并云三卷，盖宋本之旧为然，而至金分为五卷。又，明重定时，仍宋本，而附都数一卷，以为四卷。今熊氏所见，乃系于金本。

《英宗实录》曰："正统八年，三月乙亥，御制重修《铜人腧穴针灸经》。出第一百二卷中。"

按：《序》文正与石本及版本同。予以金本及正统原刻版本、徐三友本万历壬寅校刊。参对之，文字互有异同，而不如石本及金本之端正也。山崎子政云："明·滑寿著《十四经发挥》，一依《金兰循经》云。然其所引《循经》文，与《铜人》毫无差异，乃知《循经》全取诸《铜人》，而滑寿未尝见《铜人》也。盖元明之际，隐晦罕传，英宗之重修，抑繇此乎。"

丘浚《明堂经络图·序》曰："考史宋仁宗天圣中，命尚药奉御王惟一，考明堂气穴经络之会，铸铜人式。惟一又订正讹谬，为《铜人腧穴针灸图经》上之，诏摹印颁行。其后又有石藏用者，按其状，绘为正、背二图，十二经络，各以其色别之。意者京口所刻，即其图之遗欤。"出《琼台会稿》。

毛奇龄《新刻铜图石经·序》曰："《铜图石经》者，宋天圣中禁方书也，范铜像人，分布腧穴于其身，而画之窍之，且制经三卷。播之石，按图考经，其诸视夫脏络也，亦犹视夫肌发也。暨其后而石已泐，铜漫矣。明正统中，复命砻其石，范其铜，官医守之，且加详焉。今则铜再毁，石再裂，医院所守，已蔑略无。有友刻旧本《图经》三卷授予序者，喜而叹曰：此得非长桑所遗者乎？”出《西河合集》。

朱彝尊《腧穴图（拓本）·跋》曰：“京师太医院三皇庙《腧穴图》，传是宋天圣年铸。旧有石刻《针灸经》，仁宗御书其额。靖康之乱，自汴辇入金城，谓安抚使王檝使宋，以进于元者，世祖命阿尼哥新之。至元二年，铜人像成，周身腧穴、脉络悉具，注以水，关窍毕达。明裕陵，命工重修，制《序》，载《实录》。万历初，先少保官太医院使，复时加洗濯焉。言《明堂针灸》自黄帝始，其后膏肓孔穴侧偃流注三部五脏十二经，失之毫厘，悔且无及。学医者试折是图挂于壁，晨夕省视之，亦仁术之一端也。”出《曝书亭集》。

按：万历中，巡按山西监察御史，赵文炳含章重刊铜人图四大幅，今折而插入于靳贤《针灸大成》帙中以传。赵大成《序》云：“今能匠于太医院，肖刻铜人，著其穴，并刻画图，令学者便览而易知焉。”然则朱氏所跋，盖赵所刻原本，而非《铜人经》也。又按，《一统志》云：“元至元间，自汴移置此。”日下旧闻，引《燕都游览志》亦云尔。而朱氏为靖康之乱，辇入金者，恐误。且考《元史》，安抚使王檝使宋而进于元者，乃铜像，非碑石也。盖此《跋》，凑合《元史》

及《一统志》，一时偶然所作，故有此等差舛，不足深究也。

姜希辙《重刊铜人针灸经·序》曰："《针灸图经》者，宋天圣中禁方书也。范铜像人，分布腧穴于其身，而画之窍之，且制经三卷。播之石，按图考经，其诸视夫脏络也，如视肌发，甚盛事也。暨其后而石已泐，铜已漫矣。明正统中，复命砻其石，范其铜，官医守之，且加详焉。今则铜毁石裂，蔑略罔存，偶从敝箧中，忽检得旧本《图经》三卷。"

按：姜，字公望。康熙甲戌，序此书。雍正甲寅间镌，即与徐三友本无异同。盖翻雕徐本者，其得旧本云者，不过欺人耳。而其《序》全袭毛西河，但少改西河之聱牙，而为平坦矣。意者姜偶见此《序》于毛集中，因冠徐本之首，题以己名以眩于世，此可鄙也。

附　铜像考

周密《齐东野语》曰："尝闻舅氏章叔恭者，昔倅襄州日，尝获试针铜人，全像以精铜为之，腑脏无一不具。其外腧穴，则错金书穴名于旁，凡背面二器相合，则浑然全身，盖旧都用此以试医者。其法外涂黄蜡，中实以汞，俾医工以分折寸，按穴试针，中穴则针入而汞出，稍差则针不可入矣，亦奇巧之器也。"

按：旧都，谓汴梁，宋之故都也。据夏竦《序》

及晁《志》，乃是天圣所铸物耳。前此无“外涂黄蜡”“中实以汞”之说，然因窍而达中，刻题于侧等文观也，必不别物也。

《元史·艺工传》曰：“中统中，尼波罗国人，阿尼哥从帝师入见，帝问：‘何所能？’对曰：‘臣以心为师，颇知画塑铸金之艺。’帝命取明堂针灸铜像示之，曰：‘此安抚王檝使宋时所进，岁久阙坏，无能修完之者，汝能新之乎？’对曰：‘臣虽未尝为此，请试之。’至元二年，新像成，关鬲、脉络皆备，金工叹其天巧，莫不愧服。”

蒋一葵《长安客话》曰：“太医院署，有古铜人，虚中注水，关窍毕通，古色苍苍然射目，相传海潮中出者。”

按：此未详何时所造，或恐亦是宋物，岂正统御《序》，所谓铜像昏暗者与？

《明史·凌云传》曰：“云善针，孝宗闻云名，召至京。命太医官，出铜人，蔽以衣，而试，所刺无不中，乃授御医。”

按：此正统重作物。《本朝医考》载，竹田明室洪武中入明，载铜人归。闻其制如夏竦所言，正是正统以前，仿旧式而造者。后毁于明历之灾，实可惜也。

又按：毛奇龄《后鉴录·张献忠传》载，蜀府医院有铜人，以楮摹其窍，令医者针之。差者即取金枪刺医者窍，盖其制与北京物同。

清·英廉等《日下旧闻考》曰："先医庙外，北向者为药王庙，有铜人像，盖即明英宗时所修也。臣等谨按，《针灸图》石刻今尚存，乃明时重摹上石者，观后英宗《序（略）》可证。"

彭孙贻《客舍偶闻》曰："黄帝有《明堂经》《偃侧人形图》《明堂孔穴图》，皆针灸书也。太医院古铜人，宋、元遗制：依明堂孔穴镌窍以验针师。宣德时，江南凌云，字汉章，号神针，宣宗召试太医院，糊铜人孔窍试之，凌云七十二针无遗穴，乃补御医。铜人历年即久，光鉴毛发，天兵入都，院中人员流散，光禄寺侵院地以自广，徙铜人于医王殿。铜人时现形故地，见者多疾病。一日，殿中无故火发，殿烬，铜人不损。光禄急退侵地，建室安铜人，病者乃愈。"

吴长元《宸垣识略》曰："三皇庙内，有《针灸经》石刻，元元贞初制，其碑之题篆，则宋仁宗御书，至元间，自汴移至此者。今所存乃明时重摹上石，院署有古铜人，虚中注水，关窍毕达，古色苍碧，莹润射目，相传从海中涌出者。按：铜人像，在药王庙神像前，作于宋天圣时，元至元间修之，明英宗时又修之。海中涌出，殆传讹尔。"

按：据三书所载，毛西河"铜毁石制"之说，殆属虚妄，可疑矣。

屠苏考

韩鄂《岁华纪丽》曰："俗说：屠苏，乃草庵之名。昔有人居草庵之中，每岁除夜，遗闾里一药帖，令囊浸井中，至元日取水置于酒樽，合家饮之，不病瘟疫。"

按，《事言要玄》引《岁华纪注》："屠苏即菖蒲酒。"未知所据。

庞安时《伤寒总病论》曰："《通俗文》曰：'屋平曰屠苏。'《广雅》云：'屠苏，庵也。'然屠苏平而庵圆，所以不相同。今人寒日厅事下，作板阁是也。尊贵之家，阁中施羽帐锦帏，聚会以御寒，故正旦会饮辟瘟酒，而以屠苏为名也。"

按，袁文《瓮牖间评》引庞说云："屠苏，平屋也，可以御风寒。则岁首屠苏酒，亦取其御风寒而已。"

赵彦卫《云麓漫抄》曰："正月旦日，世俗皆饮屠苏酒，自幼及长，或写作'屠苏'。按：恐"廜廯"误。《千金方》云：'屠苏之名，不知何义。'按，宗懔《荆楚岁时记》云：'是进椒柏酒、饮桃汤。服却鬼丸敷于散，次第从小起。'注云：'以过腊日，故崔寔《月令》，过腊一日谓之小岁。'又曰：'小岁，则用之汉朝，元正则行之晋世，盖汉尝以十月为岁首也。’又云：‘敷于散，即胡洽方云许山赤散，并有斤两。’则知‘敷于’音讹，转而为屠苏，‘小岁’讹而为‘从小起’云。”

按，今考《荆楚岁时记》文云：“进椒柏酒，饮桃汤；进屠苏酒、胶牙饧，下五辛盘；进敷于散，服却鬼丸，乃屠苏敷于。”明是为二药，岂彦卫所睹本脱“屠苏酒”三字耶？且杜公瞻注云：“敷于散，出葛洪《炼化篇》。”考之《肘后方》，其方正同，而无许山赤散之说，亦可疑耳。又按，《窦苹酒谱》云：“今人元日饮屠苏酒，云可以辟瘟气，亦曰监尾酒。或以年高最后饮之，故有尾之义尔。”按：监尾之义有数说，今不系引。洪迈《容斋随笔》云：“今人元日饮屠苏酒，自小者起，相传已久，然固有来处。后汉李膺、杜密以党人同系狱，元日于狱中饮酒，曰正旦从小起。”《时镜新书》：“晋时有问董勋者曰：‘正旦饮酒，先饮小者，何也？’勋云：‘俗以小者得岁，故先饮酒贺之；老者失岁，故后饮酒。’”按：庄绰《鸡肋编》作“罚之”。明非是小岁之讹，彦卫疏谬殊甚。予又按：“从小者起”，其说犹未的确，因考盖此药，有大黄、乌头有毒之品，故不宜多服。即《本草》用毒药，先起如黍粟之意，《肘后》屠苏酒法后云：“从小至大，少随所堪。”《千金》《外台》亦云：“屠苏之，饮先从小起，多少自在。”可知“小”非年少之义。《千金方》“小金牙散”、《外台》“曝癥”“虎杖酒”之类亦并云“自少起”，可以证也。然传讹已久，不可得而改矣。

卢柳南《小简》云："正旦饮屠苏酒，必自卑幼始，是教卑幼不逊也。月正元日，一岁始，不可不正长幼之分，故余家必先长者。君贶余屠苏，余敢以饮屠苏之礼为君告。"

按：赵彦卫以"屠苏"为"敷于"之讹，其谬前已辨之，而"敷于"名义亦未详之。今《肘后方》作"药千散"，《外台》引《古今录验》作"于敷散"。宋臣校正云"《肘后》作'敷于'"，知今本《肘后》误写尔。方密之《物理小识》云："葛洪《练化篇》敷子散，用柏子仁、麻仁、细辛、干姜、附子，丸服之。"刘次卿以敷子散和雄黄。智按：今《本草》作"敷于散"，讹。予因窃谓"敷""附"一音，方中有附子，即附子散耳。假而为"敷子"，转而为"敷于"，倒而为"于敷"，讹而为"药于"，竟至不可知其义矣。姑附于此。

黄公绍《韵会举要》曰："《博雅》：'廜廯，庵也。'《广韵》：'又酒名，元日饮之，可除瘟气。'《四时纂要》作'屠苏'，云：'思邈庵名。一云：屠者，屠绝鬼气；苏者，苏醒人魂也。'"

按：《事文类聚》引《四时纂要》云："屠苏，思邈庵名。一云：屠，割也；苏，腐也。"《月令·广义》亦同。

杨慎《丹铅总录》曰："萧子云《雪赋》曰：'韬

罘罳之飞栋，没屠苏之高影。’杜子美《冷淘诗》曰：‘愿凭金骙褭，走置锦屠苏。’屠苏，庵也。《广雅》曰：‘屠苏，平屋也。’按：今本《广雅》作“廜麻，庵也。”《通俗文》曰：‘屋平曰屠苏。’《魏略》曰：‘李胜为河南太守，郡厅事前，屠苏坏，应璩与韦仲将书，屠苏发撤。’孙思邈有屠苏酒方，盖取庵以名，故元日有屠苏饮。何逊诗：‘郊郭勤二顷，形体憩一苏。’又，大冠亦曰屠苏。《礼》曰：‘童子帻无屋，凡冠有屋者曰屠苏。’《晋志》元康中，商人著大鄣，谚曰：‘屠苏鄣日覆两耳，会见晹儿作天子。’”

按，《酉阳杂俎》：“实历中，长乐里门，有百姓刺臂，数十人环瞩之，忽有一人，白襕屠苏，少顷微笑而去。”屠苏盖赤谓大冠耳。又，杨时伟《洪武正韵笺》云：“今吴中童男女，发外蓄发寸许者，为屠苏头，讹为多苏头，甚似屋外屠苏。”

郎瑛《七修类稿》曰：“屠苏，本古庵名也，当从广字头，故魏·张揖作《广雅》，释‘庵’以此‘廜麻’二字，今以为孙思邈之庵名，误矣。孙公特书此二字于己庵，未必是此‘屠苏’二字。解之者又因思邈庵出辟疫之药，遂曰‘屠绝鬼气，苏醒人魂’，尤可笑也。其药予尝记《三因方》上有之。今曰酒名者，思邈以屠苏庵之药与人作酒之故耳。”

按：屠苏之名，见梁·宗懔《荆楚岁时记》，而其方出《肘后方》引晋·陈延之《小品方》，俱在思邈前。此说皆误。

龚廷贤《寿世保元》曰："屠苏，是羽帐名。丰贵之家，正旦眷属，会羽帐之中，饮此酒，以辟瘟疫邪气。"

按：此原于庞安常之说。卢照邻《长安古意》有"翡翠屠苏鹦鹉杯"，盖此之谓。

田艺蘅《留青日札》曰："屠苏，一作酴酥，孙思邈庵名。"

按：《洪武正韵》："酴酥酒名，亦药名。"高士奇《天禄识余》云："酒本名酴酥，更讹屠苏。"

李时珍《本草纲目》曰："苏，魅鬼名。此药屠割鬼爽，故名。"或云："草庵名也。"

按："魅"字，无所考。《酉阳杂俎》："傲，一名苏。又作'魌'，乃方相倛头。"或恐"魅"，乃"魌"之讹。

方以智《通雅》曰："《诗话补遗》云：'周·王褒诗：绣桷画屠苏。屠苏，草也，画于屋上，因以名屋，遂作屠苏。'按：当作"廜麻"。智谓解定画于屋上以取名，亦非，盖阔叶草也。今广西瑶人中，呼大叶似蒿者，为头苏。头、屠音近，正因其有荫而名屋也。紫者曰紫苏，荏曰白苏，水苏曰鸡苏，荆曰假苏，积雪草曰海苏，石香薷曰石苏，苏亦辛草之总名。《游宦纪闻》曰：‘三山，亦呼茨叶，为大苏。’”

按，《千家诗》王介甫《元日诗》：“春风送暖入屠苏。”陈生高注云：“屠苏，香草名，酿酒饮之，可消疫气。”方说岂本此与？然而云“酿酒饮之”，则似不知有屠苏酒之法焉。《正字通》云：“阔叶草，曰屠苏。后因为屋名、庵名、饮名。”

周祈《名义考》曰：“《博雅》：‘廜廯，庵也。’《通俗文》：‘屋平曰廜廯。’《四时纂要》作‘屠苏’。又，《广韵》：“酴酥酒名。”《玉篇》麦酒不去滓饮，是屠苏为屋，酴酥为酒，本不相混也。唐人《诗》：“手把屠苏让少年，先把屠苏不让春。”误以屠苏为酴酥，后人遂谓屠苏，又为酒。古人正旦饮酒，以少者得岁，故先饮；老者失时，故后饮。是日酒皆然，亦无屠苏先饮之说。或云：‘屠绝鬼气，苏醒人魂’，妄说也。”出《格致镜源》。

王棠《知新录》曰：“屠苏所指非一，非专为酒也。”予详屠苏本草名，以草为庵，故《玉篇》云‘庵也’。王褒诗：‘绣桷画屠苏。’故后人因以名屋，又从屋形，因以名帽，酒酿于草屋之中，因以名酒。锦屠苏，当是指帽。《乐府》有‘插腰铜匕首，障日锦屠苏’之句。”

按：屠苏名义，诸说纷拏如是，曰为草庵，曰为平屋，曰大冠，曰帽，曰羽帐，曰草名，而其字，则曰屠廱，曰庴廱，曰酴酥。酥又作“䕻”“䣇”“䲆”。并出《集韵》。今夷考之，“廜廯”之字，见魏·张揖《广雅》，尤为古矣，而草庵之说，出唐·韩鄂《岁华纪丽》，其距晋未远，意此相传之说，足取信焉。按，王士祯《居易录》云：“《岁华纪丽》海盐胡震亨所伪撰，而钱曾《读书敏求记》章丘李中麓藏宋刻本。”则王说误耳。而“廜廯”“庴廯”，另无义训，乃“屠苏”从广者。而屠苏，盖本是草名，因假为庵，为大冠，为帽及羽帐，又为酒名。自余如“䕻”“䣇”“䲆”，率皆假借会意，不足深考也。

又按，《晋书·艺术传》：“单道开日服镇守药，丸大如梧子，有松蜜、姜、桂、茯苓之气，时复饮茶苏一二升而已。”盖“茶苏”即酴酥，《炮炙论·序》“根黄苏炙”，《千金翼》“百炼苏”，《佛典》“甜苏八味之类”，“苏”皆与“酥”通用。非正旦所饮之屠苏，乃酴酒，造法见《齐民要术》。而窦苹《酒谱》云：“天竺国，谓酒为酥。”可以证焉。茶苏，意是西域语，其作“酴酥”者，犹荼蘼之为酴醾乎。然荼、屠一音，或借用“屠苏”字。如《留青日札》，“屠苏”一作“酴酥”是也。虽然未知《晋书》“茶苏”即“屠苏”也否，抑“屠苏”之名，出自酴酒乎？姑录俟识者是正。”《肘后方》：“治一切疟。”乌梅丸方后，捣筛蜜丸，“屠苏臼捣一万杵”。“屠苏”亦未知何义，并记此。吴昗屠苏饮方与

《肘后》诸书所载大异，今录下：

吴旻《续扶寿精方·屠苏饮方》曰：“古屠苏庵仙人遗方，年除日五更，将一饼入酒沌热，合家各饮一二钟，一年之内，瘟不侵染，是验。鬼箭羽一钱、茅山术二钱、赤小豆四十九个、乳香一钱、梅花瓣一钱、桃仁一钱、荷花蕊一钱、菊花头一钱、吴茱萸三分、甘草三分，共为细末。腊月除日，炼蜜和丸，如黄豆大，成饼，用上好雄黄为衣。”

梅雨考

安永甲午秋，访林子华良荣，偶于橱中，获其曾祖恒斋先生良以所辑《梅雨考》一编。予后以读诸书而所得，更续数则。

周处《风土记》曰：“梅熟时雨，谓之梅雨。”

陆佃《埤雅》曰：“今江湘二浙，四五月之间，梅欲黄落，则水润土溽，础壁皆汁，蒸郁成雨，其霏如雾，谓之梅雨，沾衣服皆败黦郁。故自江以南，三月之雨，谓之迎梅；五月雨，谓之送梅。转淮而北则否，亦梅至北方多变而成杏，故人有不识梅者，地气使然也。”

陈藏器《本草拾遗》曰：“梅雨水，洗疮疥，灭瘢痕，入酱易熟。江淮以南，地气卑湿，五月上旬连下旬尤甚，《月令》‘土润溽暑’，是五月中气。过此节以后，皆须曝书画，梅雨沾衣，便腐黑，浣垢如灰汁，有异他水，但以梅叶汤洗之乃脱，余并不脱。”

袁文《瓮牖闲评》曰：“今人谓梅雨为半月，以夏至为断梅日，非也。梅雨，夏至前后各半月。故苏东坡诗云：‘三旬已过黄梅雨。’则梅雨为三十日可知矣。”

西郊野叟①《庚溪诗话》曰：“江南五月梅熟时，霖雨连旬，谓之黄梅雨。然少陵曰：‘南京西浦道，四月熟黄梅，湛湛长江去，冥冥细雨来。’盖唐人以成都为南京，则蜀中梅雨，在四月也。及读柳子厚诗曰：‘梅实迎时雨，苍茫值晓春。愁深楚猿夜，梦断越鸡晨。海雾连南极，江云暗北津。素衣今尽化，非为帝京尘。’此子厚在岭外诗，则南粤梅雨，又在春末，知是梅雨时候所至，早晚不同。”

范成大《吴船录》曰：“蜀无梅雨，子美梅熟时经行，偶值雨耳，恐后人便指为梅雨，故辨之。”

赵叔向《肯綮录》曰：“今人谓梅雨。梁元帝《纂要》云：‘梅熟而雨，曰梅雨。’《风俗占》曰：‘芒种日，谓之入梅。夏至日午后，为梅尽，入时号曰

① 西郊野叟：指宋·陈岩肖。字子象，金华人。

时雨，合共三十日。'"

郎瑛《七修类稿》曰："《碎金集》云：'芒种后逢壬入梅，夏至后逢庚出梅。'《神枢经》又云：'芒种后逢丙入梅，小暑后逢未出梅。'人莫适从，予意作书者，各自以地方配时候，而云然耳。杜子美诗云云，盖唐人以成都为南京，则蜀中梅雨在四月矣。柳子厚诗云云，此子厚岭外之作，则又知南粤之梅雨三月矣？东坡《吴中诗》曰：'三旬已过黄梅雨，万里初来舶趠风。'又，《埤雅》云：'江湘二浙，四五月间有梅雨，黪败人衣服。'予尝亦戏为诗曰：'千里殊风百里俗，也知天地不相同。江南五月黄梅黪，人在鱼盐水卤中。'是知天地时候自有不同如此。"《瀛奎律髓》："唯北土无梅雨，或谓蜀亦无梅雨，杜以为四月，柳以为三月，岂梅熟有先后异乎？"

李时珍《本草纲目》曰："梅雨或作'霉雨'，言其沾衣及物，皆生黑霉也。芒种后逢壬为入梅，小暑后逢壬为出梅，又以三月为迎梅雨，五月为送梅雨。此皆湿热之气，郁遏熏蒸，酿为霏雨。人受其气则生病，物受其气则生霉。故此水不可造酒醋，其土润溽暑，乃六月中气，陈氏之说误矣。"

按：时珍《食物本草》"逢壬为出梅"作"逢庚为出梅"。"霏雨"下，有"或成狂注，时作时止，阴晴不定"十二字。条末云："唯以之煎茶，则涤肠胃宿垢，味美而神清也。”

又按，吴文炳《食物本草》云：“烹茶尤佳，胜诸雨水。”何镇《本草必读类纂》云：“江南习尚，受梅雨烹茶，其色味极美。用大缸装水，煅以赤炭，每缸数块，澄去滓，另以净瓮收贮，有留数年不变者。诸物与衣帛沾之，则腐黑也。”

谢肇淛《五杂俎》曰：“《四时纂要》云：‘梅熟而雨，曰梅雨。’《琐碎录》云：‘闽人以立夏后逢庚日为入梅，芒种后逢壬为出梅。’按：梅雨，诗人多用之，而闽人所谓入梅、出梅者，乃霉湿之霉，非梅也。又云：‘江南每岁三四月，苦淫雨不止，百物霉腐，谓之梅雨。盖当梅子青黄时也，自徐淮而北，则春夏常旱，至六七月之交，愁霖不止，物始霉焉，俗亦谓之梅雨，盖‘霉’与‘梅’同音也。’”

商濬《博闻类纂》曰：“𪊨者𪊨𪊨也，立夏后逢壬日入𪊨，夏至后逢庚日出𪊨。如立夏后五日遇壬，则𪊨高五尺；如十二日逢壬，则𪊨高一丈二尺；遇辛日，则出𪊨高一丈二尺；如物在一丈三尺，则𪊨不至蒸也。”

按：𪊨，《正韵》谟杯切，音枚，尘也。《楚辞·九怀》：“霾土忽兮𪊨𪊨。”一作“堳”，盖霏雨如尘，故谓之𪊨耳。

冯应京《月令广义》曰：“《通书》：‘黄梅雨，四十许日出梅，则入伏。’《臞仙肘后经》：‘芒种逢丙日入霉，小暑逢未日出霉。’霉、黰音轸，溽湿之气也。一作霉黫。《广雅》‘黰’，又作‘黴’。又云：‘《通书》芒种后逢壬日，或庚或丙日，进梅。闽人以壬日进梅。前半月为立梅，立梅有雨旱。’按：天道自南而北，凡物候先于南方，故闽粤万物早熟，半月始及吴楚。今验江南梅雨将罢，而淮上方梅雨，又逾河北，至七月少有霉气，而不之觉矣。以此言之，壬丙进梅，不及定拟，固当易地而论之耳。”

周文华《汝南圃史》曰：“芒种逢壬，便立梅，遇辰则绝。”

陆务观《剑南集》曰：“轻雷辘辘断梅初。”自注：“乡人谓梅雨有雷，曰断梅。”

朱国祯《涌憧小品》曰：“俗语：芒种逢壬便立霉。霉后积水烹茶甚香洌，可久藏。一交夏至，便迥别矣。试之良验。细思其理，有不可晓者，或者夏至一阴初生，前数日，阴正潜伏。水，阴物也。当其伏时极净，一切草木飞潜之气不能杂，故独存本色为佳。但取法极难，须以瓷盆最洁者，布空野盛之，沾一物即变。贮之尤难，非地清洁且垫高不可。某年无雨，挑河水贮之，亦与常水异，而香洌不及远矣。”

张存绅《雅俗稽言》曰：“南人以衣物班黑谓之上梅，以四五月为梅天，其雨谓之梅雨。一曰霉雨，又曰煤雨，言衣黑如煤也。按，周处《风土记》‘夏至前雨名梅雨’，而《岁时记事》‘江南三月为迎梅雨，五月为送梅’。又，《埤雅》：‘闽人以立夏后逢庚日入梅，芒种后逢壬日出梅。’又，《碎金》：‘芒种后逢壬日入梅，夏至后逢庚日出梅。’又，《神枢》：‘芒种后逢酉日入梅，小暑后逢未日出梅。’诸说不一。要之，‘芒种逢酉’之说近是，盖其时雨能班衣也。又按，《楚辞》：‘颜霉黎以沮败兮。’注：霉，音眉，面黑也。《说文》：‘物中久雨青黑曰霉，然则班衣之梅当作霉。’方以智《通雅》曰：‘霉黰，音梅轸；一作霉默。湿气著衣物，生班沫也。黰，又作蠹沴。’《埤雅》：‘以梅子黄时雨，曰黄梅雨，人遂以霉天为梅天，今《韵会》是之。’《四时纂要》云：‘闽人以入夏逢庚入梅，芒种逢壬乃出梅，今江淮以芒种逢丙始入，小暑逢未乃出。’”

张自烈《正字通》曰：“霉，莫裴切，音枚。项瓯东曰：‘江南以三月为迎梅雨，五月为送梅雨。或言古语：黄梅时节家家雨，故云。’张蒙溪谓：‘梅，当作霉，雨中暑气也。霉雨善汗衣服，故人云霉涴，言为霉所坏也。’按：《埤雅》《风土记》皆作‘梅雨’。‘霉’义与‘黴’通，存备考正。”

雍正《重修松江府志》曰：“芒种后遇壬则入梅，夏至后遇庚为出梅，时梅子正黄遇雨，谓之黄梅雨。

又雨气沾衣物多腐坏，故字亦从霉。夏至后半月为时雨，时亦从黴，蒙此义也。”又云：“芒种后，如第五日遇壬，则梅高五尺；十二日过壬，则梅高一丈二尺。度物之高下，过此则不蒸湿也。”

虞兆隆《天香楼偶得》曰：“黄梅，今吴楚以芒种后壬日立梅，壬日芒种，即是立梅；夏至后庚日出梅，庚日夏至，即是出梅。若芒种后逢壬早，夏至后逢庚迟，则梅多至十八日；芒种后逢壬迟，夏至后逢庚早，则梅少仅八日。俗每以此占霉气之深浅，殊不知天下虽有不齐，而岁序初无伸缩，壬庚迟早，系偶然相俱，乌足以限霉气乎。”

冬虫夏草考

宽政中，吴舶载来冬虫夏草，有人问其功用者，因汇诸书所记以示焉。

吴遵程《本草从新》曰：“冬虫夏草，甘平，保肺益肾，止血化痰，已劳嗽。四川嘉定府所产者最佳，云南、贵州所出者次之。冬在土中，身活如老蚕，有毛能动，至夏则毛出土上，连身俱化为草，若不取，至冬则复化为虫。”

袁慢恬《书隐丛说》曰：“昔有友人，自远来饷予一物，名曰‘夏草冬虫’，出陕西边地。在夏则为草，在冬则为虫，故以是名焉。浸酒服之，可以却病延年。余所见时仅草根之枯者，然前后截形状、颜色各别，半青者仅作草形，半黑者略粗大，具有蠕蠕欲动之意，不见传记书之，以俟后考云。”

徐昆《柳崖外编》曰：“滇南有冬虫夏草，一物也，冬则为虫，夏则为草。虫形似蚕，色微黄；草形似韭，叶较细。入夏虫以头入地，尾自成草，杂错于蔓草溥露间，不知其为虫也；交冬草渐萎黄，乃出地蠕蠕而动，其尾犹葳蕤然，带草而行。盖随气化转移，理有然者，和鸭肉顿食之，大补。”

七十一《西域闻见录》曰：“夏草冬虫，生雪山中，夏则叶歧出类韭，根如朽木，凌冬叶干，则根蠕动，化为虫，入药极热。”鲁华祝《卫藏图识》曰：“冬虫夏草，出拨浪工山，《本草》不载，性温暖，补精益髓。”

唐秉钧《文房肆考》曰：“《青藜馀照》载，太史董育万宏①，偶谈四川产夏草冬虫，根如蚕形，有毛能动，夏月其顶生苗，长数寸，至冬苗槁，但存其根，严寒积雪中，往往行于地上。京师药铺，近亦有之，彼尚康熙时也。近年苏郡渐有，但古来本草及草木诸

① 太史董育万宏：董（原本姓胡），名宏，字育万，康熙五十一年进士，青浦县（今上海市青浦区）人。本文诉说时，董宏已为“太史”。

典故，从未及之，未详性味。近吴遵程《从新》有此品，言‘保肺益肾’，不道从何考据。余仍疑之，未敢轻尝。以意察之，其不畏寒而行雪中，则其气阳性温可知。应奎书院山长，孔老师，讳继元，号裕堂，系先圣裔，桐乡乌镇人，诚正君子也。述伊弟患怯，汗大泄，虽盛暑处密室帐中，犹畏风甚，病三年，医药不效，症在不起。适戚自川解组归，遗以夏草冬虫三斤，遂日和荤蔬，作肴炖食，渐至痊愈。因信此物之保肺气、实腠理，确有征验，嗣后用之俱奏效，因信此品功用，不下人参。”

吸毒石考

陈士铎《石室秘录》曰：“疮毒初起，有一种解毒之石，即吸住不下。但毒轻者，一吸即下，毒重者必吸数日始下，不可急性而人自取下也。此石最妙，一石可用三年，然止可用以治小疮口耳，大毒痈疽仍须煎汤药治之为妙。”王逊《药性纂要》曰：“近见有吸毒石，云‘出西洋’，放毒上即吸紧不能动，拔出毒气，力尽则自脱。”

吴震芳《岭南杂记》曰：“吸毒石，乃西洋岛中毒蛇脑中石也。大如扁豆，能吸一切肿毒，即发背可治。今货者，乃土人捕此蛇，以土和肉，舂成大围棋子，可吸平常肿毒及蜈蚣、蝎等伤，置患处，粘吸不动，毒尽自落。其石即以人乳浸之，变绿色，亟远弃之，著人畜亦毒也。不用乳浸石即裂矣。一石可用数次。真脑石，置蛇头不动为验。”

王丹麓《石友赞》曰：“《岭南方物纪》：吸毒石，出西洋，色与磁石相类，凡身有肿毒，或受虫蝎毒处，置石其上，毒尽收石内，其患即平。随以石浸水中，一昼夜出毒，便可再用不穷。赞云：人有疾患，若莫可告；我切恫瘝，无方以疗；石本西洋，力兼众妙；能收能出，循环愈效。”

袁漫恬《书隐丛说》曰：“吴江某姓，有吸毒石，形如云南黑围棋。有大肿毒者，以石触之，即胶粘不脱。毒重者一周时，则落；毒轻者逾时即落。当俟其自脱，不可强离也，强离则毒终未尽焉。俟其落时，预备人乳一大碗，分贮小碗，以石投乳中，乃百沸踊跃，再易乳，复投更沸，如是屡次，俟沸定，则其石无恙，以所吸之毒，为乳所洗尽也。不然，其石必粉裂矣。云得之于旧家，本出于大西洋中。传记不见，乃知世间奇物，不可以理测也。”

纪昀《滦阳消夏录》曰：“《左传》言：‘深山大泽，实生龙蛇。’小奴玉保，乌鲁木齐流人子也，初隶持纳格尔军也，尝入谷追亡羊，见大蛇，巨如柱，盘于高冈之顶，向日晒鳞，周身五色烂然，如堆锦绣。

顶一角，长尺许，有群雉飞过，张口吸之，相距四五尺，皆翩然而落，如矢投壶心，知羊为所吞矣。乘其未见，循涧逃归，恐怖几失魂魄。军吏邬图麟因言，此蛇至毒，而其角能解毒，即所谓吸毒石也。见此蛇者，携雄黄数斤，于上风烧之，即委顿不能动。取其角，锯为块，痈疽初起时，以一块著疮顶，即如磁吸铁，相粘不可脱。待毒气吸出，乃自落，置人乳中，浸出其毒，仍可再用。毒轻者乳变绿，稍重者变青黯，极重者变黑紫，乳变黑紫者吸四五次乃可尽，余一二次愈矣。余记从兄懋园家，有吸毒石，治痈疽颇验。其质非木非石，至是乃知为蛇角矣。”

按：此物，荷兰人间赍来，云龙头中石也。予弱冠时，闻之于贺台《滕舜调》云“琢龙角所造”，予因其言造之，其形与舶上物无别，试之于小疮，亦粘吸不落，乃知纪氏所记蛇角之说，似可信焉。

跋

《医剩》三卷，《附录》一卷，伯氏廉夫天明戊申所笔记，而未及脱稿，投之筐笥，不复厝意者，殆二十年。享和辛酉冬，免侍直以来，葵肥橘黄之暇，专从事于毫楮之间，平昔起手所注《素》《灵》二经、长沙之书及其余撰著，至是逐次完局，可缮写者亡虑数十部。殆至等身绪余，又取此书，加编划而犹未满意，谓其不论方术之大体而抉琐末，不及理疗之切要而搜迂僻。自以竹头、木屑视之，不欲示人。自余观之，此书收录，皆医经所未载、方书所未具、本草所未采、前贤所未辨、世人所未察。每一事必核其始末，究其同异，参以证左。大则可以裨治术，细亦足以博学识，无一不可悦目而快意，则谓之医苑之珍珠船可也。顾其体例，在医家之书，别自一调，唯与张季明、俞子容之书，略相类似。宋·陈无择氏，尝以方技之书比四部，而四部之外，有说之一部，张、俞二氏之书是已。此亦以为说部之一，岂止若竹头、木屑，至覆庭装船始见其用也哉。与其所注《素》《灵》二经、长沙之书及其余诸编，均可以垂世，而行远无疑矣。

及门诸子，谋刻诸书，然卷帙浩瀚，非岁月之所能遽办也，独此书叶（页）不甚多，故先付之梓云。

文化己巳重阳后一日

六弟丹波元鼎谨识

先哲医话集

长尾藻城

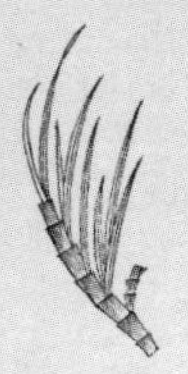

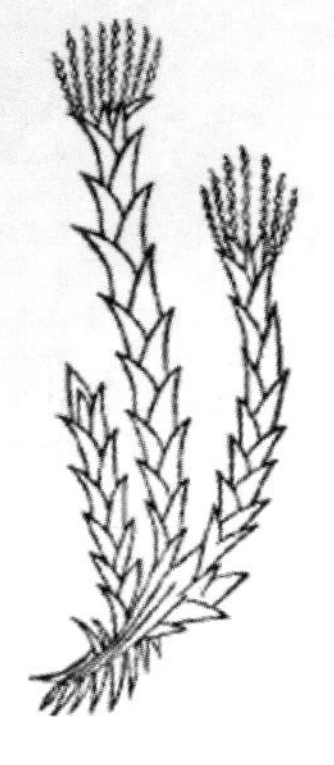

提　要

本书为日本汉医学家长尾藻城著。

本书共为1卷，详细介绍了日本汉医诸家先哲之笔记及医学格言。

本书详细列举了142个人们十分关切的小问题，如司命、元气、修治、毒药、名方、回光返照、初学脉诊、针入肉中、求嗣法、以仁为己任、四季脉名等，内容颇具心得，体现了作者精卓之识、独得之见，足发《内经》余韵，以启后学门径，是一部十分优秀的医话类图书。

一、司命

古人谓医为司命官者，盖本诸扁鹊之言，是不知道者耳。扁鹊之言曰："疾在骨髓，虽司命无奈之何。"是虽谓司命，而不谓己为司命也，可以见已。夫死生有命也。命者，天之令也。孔子之所罕言，诸子之所不得闻也。医其如夫命何？盖医者，掌疾病者也，谓之掌疾职则可矣，谓司命官则所以诬扁鹊，惑来学者，莫斯为甚矣。学者思诸。鹤冲元逸著《医断》所载吉益东洞言。

二、死生

死生者命也，自天作之。其唯自天作之，医焉能死生之哉？故仁不能延，勇不能夺，智不能测，医不能救，唯因疾病致死非命也，毒药所能治已。盖死生者医之所不与也，疾病者医之所当治也，故曰：尽人事而待天命。苟人事之不尽，岂得委于命乎？是故术之不明、方之不中，而致死者非命矣。中略。

世医动辄预定其死生，彼其意谓"毙于吾手，则害于名矣"，间有一二中者，益信其臆不爽也。夫察声、气、色，视其死生，《周官》之所命也。岂不可乎？虽然，察之以臆，视之以臆，使其生者辄编之鬼籍，悊乎束手以待其毙，是岂仁人之用心乎？故视其死，犹且尽吾术，以望其或生，古之道也。然而不生，然后可谓命也已矣。唯重其名，故唯视其死，不能忘死生于执刀圭间，所以惑也；唯重其仁，故唯视其生，所以世医所谓死者，间有起者也。故曰：死生者，医之所不与也。同上。

三、元气

元气之说，圣人之所不言也，大经莫有焉，盖自汉儒创也，下至唐宋大盛，遂为医之恒言。曰元气虚，曰元气衰，曰补元气。夫元气者，阴阳一元气也，天之所赋，人之所生，所谓先天之气也，是岂可虚衰者哉？亦岂可补乎哉？若夫随年齿而旺衰者，天地之道，万物之常也，非人力之所能挽回也矣。如其当强壮而衰弱者，则有所抑遏也。除其所抑遏者，则复其常矣。彼不辨之，妄以为虚衰而欲补之，可谓愚矣。又，曰“行气则病自除”，盖本之《素问》，曰：“百病生于气。”虽然，病之者毒也，毒乘之也，岂气特病乎？又岂毒自除乎？说者不论及此，误矣。同上。

四、脉候

人心之不同，如其面也，脉亦然。古人以体肥瘦、性缓急等为之规则，然是说其大抵耳，岂得人人而同乎？医谓：人身之有脉，犹地之有经水也。知平生之脉，病脉稍可知也，而知其平生之脉者，十之一二耳。是以先生之教，先证而不先脉，先腹而不先证也。扁鹊曰："越人之为方也，不待切脉、望色、听声、写形，言病之所在。"可以见已。且如留饮家脉，千状万形，或无或有，不可得而详矣。夫脉之不足以证也如此。中略。

世有隐其病，使医诊其脉，以试之者，乃耻其不知之似拙，以意推度，言其仿佛，欲以中之，自欺之甚矣。医其思诸。同上。

五、腹候

腹者，有生之本，故百病根于此焉。是以诊病必候其腹，外症次之，盖有主腹症焉者，有主外症焉者，因其所主，各殊治法。扁鹊曰："病应见于大表。"仲景曰："随证而治之。"宜取古法而求其要矣。同上。

六、医意

医意之说一出，而世之狡儿以为口实，曰："医之道，唯意以推之，何必读书受业，而后为之邪?"吁!妄哉，陋哉，岂可与言道哉？盖医之为道，自有一定法，何啻推妄行之为。其如是也，不由规矩以拟方圆，不用绳墨而置曲直，岂得不差乎？学者思诸。同上。

七、痼疾

世医以痼疾名持病，而难于治矣。至如中风、膈噎、胀满、痿躄等，难之益甚。是无他，方不得法也。盖方法不愆焉，则无病不愈也。今从法处方，其所难者，得治不少矣。彼已不能治，则虽千百人中起一人，不亦善乎？此非入门同道，不易论焉。同上。

八、《素》《难》

《素》《灵》之书，古人以为先秦之伪作。周南先生曰："六朝以降之书，然其中间有古语可法者，学者择焉。《难经》传以为越人书也，而其言理最胜，故害道亦多。考之《扁鹊传》，亦唯伪作而已。"同上。

九、修治

前略。去酷烈之本味偏性之毒气，以为钝弱可狎之物，何能除毒治病哉？盖毒即能，能即毒，制以益毒则可也，杀则不可矣。同上。

一〇、毒药

药者，草木变性者也，偏性之气皆有毒，以此毒除彼毒耳。

《周礼》曰："聚毒药以供医事。"又曰："以五毒攻之。"

《左传》曰："美疢弗如恶石。"

古语曰："毒药苦口利于病。"

《内经》曰："毒药攻邪。"

古者以药为毒，可以知也。后世自道家之说混疾医，以药为补气养生之物，不知其为逐邪驱病之设也，可谓失其本矣。甚则至有延龄长年，还少不死等之说，庸愚信之，煅炼服食，以误其身者多矣。悲夫！同上。

一一、药产

药产有某土宜处、某土不宜处。其土之所生、性之所禀，不可不详也。同上。

一二、名方

世俗所谓名方者，间有奇效，故医传之，非医者亦传之，不审其所出，而一时施用有验者，相传以为名方也。盖载书籍者，未必佳；传俗间者，未必不佳，宜博求普问，以辅其术矣。同上。

一三、禁宜

人性之所好恶不同，称口腹者为宜，不称者不宜，古者养精以谷肉、果菜，未尝言禁宜也。后世严立禁宜，曰“某物增病”“某物胜药”也，然其为物所夺者非药也，何以胜彼病之为哉？立禁宜之弊，至进其所恶，禁其所好，不亦左乎？同上。

一四、产褥及腹带

产蓐之法，方土所习各殊，其有害者除之，无害者从之，勿为收生家法所拘束焉，恐反生他病已。盖产后困倦，欲眠且卧，而今京师俗，数日戒之，甚不可。又，妊娠腹带之法，中华固无之，本邦有之者，世谓神功皇后征韩，妊娠擐甲，故用之非常法也。同上。

一五、医治未病

使天下狴犴无人，讼庭生莎，君相之德也，故曰："必也使无讼乎。使民人体常无病，寿考以终，医师之德也。"故曰："上工治未病。"皆川淇园门人南部生著《技养录》。

一六、《素问》名义

《素问》全元起云："素者，本也；问者，黄帝问岐伯也。方陈性情之源，五行之本，故曰素问。"《乾凿度》云："夫有形者，生于无形，故有太易，有太初，有太始，有太素。太易者未见气也，太初者气之始也，太始者形之始也，太素者质之始也。气形质具，而疴瘵由是萌生。黄帝问此太素质之始也，素问之名义或由此。”《文献通考·经籍考》云：“晁氏曰：昔人谓《素问》者，以素书黄帝之问，犹言素书也。”《真仙通鉴》云：“天降素女以治人疾，帝问，遂作《素问》也。”以上诸说，非牵强则迂诞，且如是当谓“问素”，不可谓“素问”也。《素问注证发微》云：“素问者，黄帝与岐伯、鬼臾区、伯高、少师、少俞、雷公六臣，平素问答之书。”此解“素”字皆不甚远，而犹未全是。愚按：素，预也。《国语》：“夫谋必素。”注，韦昭曰：“素，犹预也。”《汉书·陆贾传》：“将相和则士预。”附注师古曰：“预，素也。”是“素”“预”互训，盖同义矣。又按，《史记·秦纪昭王》曰：“物不素具，不可以应卒。”《汉书·赵充国传》曰：“诚非素定庙胜之策。”“素”字并亦当以“预”看也。问者，黄帝问岐伯等也。夫民庶蚩蚩，不知养生之道，暴施妄作，由以生疾，以婴横夭，犹如不问法禁，而自抵罪。黄帝仁智预问岐伯以养生之道、避邪之术，以此垂世，以俾元元得全生于无穷者，亦是圣人务本之揆矣。《上古天真论》曰：“圣人不治已病治未病，不治已乱治未乱。”又曰：“病已成而后药，乱已成而后治之，譬犹渴而掘井，斗而铸兵，不亦晚乎?”是其特于卷首，揭示之本旨者，且夫《内经》一部之书，犹论病理而不备药方，其意盖亦专在预防故也耳。同上。

一七、医不可不贵

予尝语同志医曰：“医者不可不贵也。”《易》曰：“天地之大德曰生。”夫风雨而润之，日月而烜之，是见天意之在生物矣。圣王之御极，秉彝伦之道，敷礼乐之化，以利民生，乃是其奉天命、行天意者矣。但人外有六淫之感，内有七情之结，民之不终命而死，其尚在疾病乎？昔者大圣神农尝百药以创救疗，黄帝问岐伯以作《内经》，此天子之为医者也；伊尹佐商王，论广汤液以资医用，此宰相之为医者也。想古之时医，必人人而知之，故能若是也。至周始设医职，譬犹古者人人谏君。至汉特有谏官，虽然尚列之天官，未敢轻医也。医既起死肉骨，必养人天罔极之和，以介含息无疆之寿，是故圣王好生之德，不用医则不可为得其全矣。古人有谓曰：“上医医国。”曰：“生生之具，王官之一守。”医之事也，如斯其胡得置诸下卑乎？后世医职不贵，故英才伟器，耻医而不为，为之亦不必深学，盖后之无良医亦职此之由。其内或有上工者，乃亦以厥身在卑，人多不威。不威则不服，不服则不信。不信不服，神丹亦徒尘饭土羹耳。故曰：

“医者不可不贵。”非以予身所事，强为之肸饰也矣。同上。

一八、药气味

药之理病，气以制气，而气不空生，必因于味。《国语》曰：“味生气生也。”同上。

一九、胆大

史载，姜维死时见剖，胆大如斗，盖是相沿俗说。余友尝请官得刑徒之尸，解剖观之，胆附肝脏，大不过如无花果，则虽勇敢过人，焉能有其胆如斗之理乎？又，《内经》云：“胆者中正之官，决断出焉。”窃考兰书，胆盈苦汁，主运转气液，消导水谷。盖以兽胆功用推之，则兰书之说为协其理。则云决断之府，乃亦空理附会耳。同上。

二〇、节色欲

余在京师，一再欢西依诚斋先生。先生时龄九十三，善啖健步，精神益壮。余问其寿繇，先生曰：“岁四十余失偶，人劝后妻，自谓既有储嗣，所冀唯寿，终峻拒之，矜居至今，或此事见益也。”归乡之后，按此索高寿之人，遽得数辈，询之，言如出一口，足以验先生焉。又按：宋·刘安世自迁谪后，惧遗父母之忧，遂举意绝色欲，自言自是未尝有一日之疾，三十年来，血气意思如当时，终日接士友，剧谭虽夜不寝，精神如故。夫养生之道，又有个节色欲一事，正尔明较。同上。

二一、同艺相嫉

翰墨射御医卜，以至书计伶人，均是才艺。自古艺人，多不学道，以故其艺弥高，而媢疾弥多，卒至以相忌害，不谓不伙。《亢仓子》曰：“同道者相爱，同艺者相嫉。”凛然哉！同上。

二二、医匠之心

医以济生惠人，为己任者，以笏室之卑，而上无耻于槐位，故《贾太传》曰“古之圣人，不居朝廷，必在医卜之中”，非谓医之有可贵乎；医以钓名弋利为其心者，以千钟①之富，而下有侔于奸贾，故关子曰“商贾之言，医匠之心”，非谓医之有可贱乎。同上。

二三、利器毒药

盘根错节，非利器则不断；痼疴难瘼，非毒药则弗除。但利器易伤物，毒药易害人，是固可畏矣。而医之良者，用毒愈多何也？盖物有非常之性，而有非常之能，夫韩信英布诈力虐徒耳，而汉高善用之则兴，假令其疑恶不用，吾未知夫鹿落乎谁手也。同上。

二四、使方法

佛者曰：“心迷法华转，心悟转法华。”余亦曰：“医昧方法使，医明使方法。”同上。

二五、贵者难疗

贵者有疾，尤为难疗。郭王对和帝，言有四难焉。见于《后汉书》。余谓：贵者难疗，其由岂止四。众人

① 千钟：极言粮多。古以六斛四斗为一钟，一说八斛为一钟，又谓十斛为一钟。或指优厚的俸禄。

搀和，而医令不行；妇人执事，而将息失度。药则先适口而不要利病，方则专补益而忌疏涤，并皆其所以谓难疗也。且夫君上叠膝于深宫之中，气血抑遏，无从疏进，置车方温柔之乡，斫丧过寸，罔省节制，五鼎八珍，饾饤于前，重幌密帏，燠郁于后，无一不为疾病之资矣。其既然矣，以是贤君举医，知颐生之道者，以任之献替，此谓之治未病也。同上。

二六、医有十四不可

今之为医者，有十四不可焉。特学而疏术，一不可也；主意而昧法，二不可也；年少而粗思，三不可也；年老而难事，四不可也；护生而遁危，五不可也；见利而忘仁，六不可也；轻生而寡恻，七不可也；畏死而多遽，八不可也；厚富而薄贫，九不可也；倮贱而惮贵，十不可也；拘例而失权，十一不可也；赶变而惑常，十二不可也；巧言而衒技，十三不可也；标己而伐人，十四不可也。若能去所不可，其可也，乃将自至，忽之无省；其不可也，乃将长不除。为医如是，其害于人也不鲜，何其惠民济生之云者？同上。

二七、回光返照

人疾笃，俄而饮食加倍，言色俱见愈状者，其死必近，俗谓之间晴，言如久霖中间，假见晴色也。尝从舌官，访之清客朱鉴池，朱答："名曰回光返照。"同上。

二八、人之所病，医之所病

人之所病，病疾之多；病者忧世，以下同。而医之所病，病道之少。石坂竿斋著《扁鹊传解》。

二九、病有六不治

病有六不治：骄恣而不论于理，一不治也；轻身重财，二不治也；衣食不能适，三不治也；阴阳并脏气不定，四不治也；形羸不能服药，五不治也；信巫不信医，六不治也。有此一者，则重难治也。同上。

三〇、记性

汪讱庵云："金正希先生尝言：'人之记性皆在脑

中，凡人外见一物，必有一形影留在脑中。’小儿脑未满，老人脑渐空，故皆健忘。愚思凡人追忆往事，必闭目上瞪而思索之，此即凝神于脑之意也。”出于《本草备要》“辛夷”注。王惠源《医学原始》亦云：“人之一身，五脏藏于身内，为生长之具；五官居于身上，为知觉之具。耳、目、口、鼻聚于首，最显最高，便与物接。耳、目、口、鼻之所导入，最近于脑，必以脑先受其象而觉之，而寄之，而剖之，而存之也。故云：心之记，正寄于脑耳。”《黄庭内景》亦言“脑为泥丸宫，元神居焉”，是必有本，何惑之有？予按，荷兰说：“人之精神在于脑中，故人断头立死。”亦与内景之说符矣。而《五杂俎》《谈荟》载头断而不死者数则，此是人妖耳。《医剩·上卷》。

三一、少腹名义

王冰注《气交变大论》云：“少腹谓脐下两旁髎骨内也。”刘熙释名云：“自脐以下曰水腹，水汋所聚也。又曰少腹。少者，小也，比于脐上为小也。”《病源候论》以少腹为臑腹，未详何义。同上。

三二、初学诊脉

初学诊脉之际，心以为弦则如弦，既又以为紧则如紧，除浮、沉、大、小、滑、涩等之外皆为尔。譬之静坐闻鹁鸽声，心认脱布裤而听之，则莫闻而不脱布裤；认德不孤而听之，则莫闻而不德不孤，盖心预有所期也。王叔和曰："心中易明，指下难晰。"方此际洗尽胸次所蓄，寓孔神于三指头，自然得矣。同上。

三三、病分左右

王文正《笔录》云："盖人身一气脉也，今及其感病，左瘫者不及右，右痪者不及左，麻痹亦有如此者。又有汗出偏于左右者；又有疮疡，左不淫于右，右不浸于左者；又有偏腹毒，自首至踵平分寒热者。"见《船窗夜话》。虽则一气脉，其有界限如是。《笔录》所载，恐不虚诞也。《医剩·中卷》。

三四、贼风

《医垒元戎》："俗云：'贼风者，窗牖之风也。'非也。"予按：以窗牖之风，解经之"贼风"，固非也，然此摄生家之所最可避也。尝阅明·陈龙正《几亭外书》云："孔隙风，名为贼风。何也？曰平面风，如开口之呵，檐下风，如嘬口之吹，呵温而吹冷。吹已不可不避，况孔隙风乎？铁之为物，方圆平厚，可坐可凭，唯刀锥不可近，薄与尖故。缝风如刀，隙风如锥，可谓能近取譬矣。”同上。

三五、露首温足

予夜寝必覆被没头，否则不能稳睡，数十年以为常矣。《内典》云：“欲得老寿，当温足露首。”又，应璩诗：“下叟前致辞，暮卧不覆首。”尝日中坐地读书，见头上有影二三尺，蒸蒸如游丝，盖阳气之从玄府上腾也。方知露首所以得寿，而下叟之言不偶然，然不能顿止。同上。

三六、左右齐诊

鲁华祝《卫藏图识》云：“西藏医，名厄木气，其视脉，以左手执病者之右手，右手执病者之左手，一时齐诊。”予响得本邦古医书一卷，其中载《诊脉法》云：“左右齐诊，而脉动应于医之手，左右动数不齐者，死之兆也。”此从前脉书，所未言及焉。同上。

三七、引线候脉

世传，翠竹翁引丝诊脉，此医书所未言。《襄阳县志》载："崔真人，名孟传，北水关人，从族兄授医学，扫云留月，直得壶公妙术。万历朝，太后病笃，真人应召。诏自帘孔引线候脉，投剂立愈。上赐官赐金，皆不受，遂赐以'真人'号。后于武当羽化，自号'朴庵'。"此恐因小说《西游记》孙悟空之事附会者。《医剩·卷中》。

三八、针入肉中

针误入肉，若不即出，经年累月，走趋肉中，必出从他处，予亦往往目击焉。袁漫恬《书隐丛说》云："鄂州武氏女，得奇疾，痛时宛转不堪。一道之人以药敷之，一铁针隔皮跳出。余侄家幼婢，瘖痳中手面腕间，如虫螫之毒，若有物入于中，自后蠕蠕微动，渐渐缘臂弯，环而上，直至肘背，忽露一细头，以指摘之，乃是一无孔铁针，其痛始愈，计其三月之久矣。"夫针之偶入肤肉亦常耳，独异其宛转而上，且能自穴而出，视武氏女又异矣。昔人之所谓蜿蜒如龙者，安知非此等耶？以是，知事理之不可测，而物性之不可知也。同上。

三九、不见前医之发剂

《青囊琐探》曰："凡有病之家，延医服药数日，犹未见效，则信疑相半，遂又召他医，出前医之发剂，以问可否。予每临如是则不见其剂，夫人心不同如其面，有谁与我意符合者乎？若见其药，我以为不可，岂可默止乎？若吞之而为可，则失信于患者也。且以彼之所是我非之，则恐为妒妇之口，此余所以不见前医之发剂也。若病家笃信余恳请治无二心，则披见前医之措剂，识别其攻补奈何，然后与药矣。吁！以辨口衒术之医，自我乞览前剂，漫谤其缺，当以欲夺人功，假令其不拙，殆可谓小人也。”绪方惟胜编《杏林内省录》。

四〇、大同医式

大同三年奉敕施行者治承元年曲药头所写（抄录）。

医官每朝寅时，独考自脉，知日气而出任。

君上御恼之间，医官不许房中之事，犯者解官。

医官诊女官等，不许直问病根。

御恼之时，选医而令御药上之，群医有异考，则虽夜中可申之。

医官之家，不许恣居远所。

御恼之时，医官禁酒。

御恼急时不应召者，解官。

四一、后藤艮山之死生诊证

按腹自心下至脐，任脉突起者，病聚脉下故也。病不聚者，脉不必突然。老人肉脱，发此证者为死期。

虚惫证，唇色不淡白者、耳轮未萎者，可救活也，是宜熟察。

病至大患，目不瞬者，眼胞元气脱也，乃为反目兆，近死期。

专发声音者，多吐血而脉不数，是不足畏。真吐血者，其脉必数急，是大可恐。

虚劳脉细数者，脉乍见和平则为近死期，《易》所谓“枯杨生华”，何可久也？虽缓者，不出五七日而死。《先哲医话》。

四二、心小胆大

余每称“心小胆大”之语，以为医家吃紧。后藤艮山。

四三、狂证在妇人难治

狂证在妇人难治，梅毒在妇人易治。同上。

四四、痿痹之辨

痿与痹易混，而详之，则痹者主皮肤不仁，痿者主筋骨萎软。同上。

四五、妊娠鉴别

妊娠与血块易混，然块者顽固沉着，无发扬之势；妊娠者，凝结温然，有润泽之气。又，讯之于妇人，夜阴快寝后，小腹勃然突起者娠也。又，乳头黑者妊也。同上。

四六、求嗣法

求嗣法以温腰为主，故灸腰眼穴效，浴温泉亦效。同上。

四七、虚劳发痔漏

虚劳有直肠疼痛，大便难，或发痔漏者，此皆以肺、大肠损伤，为难治。北山友松。

四八、著述三日而成

土左翁谓长泽道寿。隐栖西山，著《医方口诀集》，三日而成。有马氏凉及，手写《证治准绳》全帙以谙记。其卓识笃志可并称。《先哲医话》。

四九、君子有三惜

夏布政，字正夫，未尝以淹屈降志，尝曰："君子有三惜：此生不学一可惜，此日虚过二可惜，此身有败三可惜。"北山友松续之曰："有善不作四可惜，有过不改五可惜，老来怨天更可惜。"同上。

五〇、方者，法也

方者，法也。如毁旧屋而建新屋，故使方而不使于方为要。假令如以中风方治咳嗽，是使方也；若以风药治风，以咳药治咳，是不使于方也。况索病根而治之，诸证不治而自治，乃上乘法。北山友松。

五一、方无灵

阪阳老医问起死回生之方，答曰："方无灵，唯求本耳，不言其他。"同上。

五二、瘫痪

瘫痪经年者，一旦忽然手足动，目睛爽，即急变候也。同上。

病瘫痪，肩髃骨开脱，如容五指者不治。又，握掌不开者不治，开而不握者治。和田东郭。

五三、病者预后诊证

病者目赤，眼睛不转如鱼目者，为难治之候。

病人不论缓急，将诊之，宜隔床望见其形气。形气缩小，神采枯瘁者死候，不必持脉而知之。

伤寒舌圆厚者，又薄小者，皆为恶征。又，始终白苔不变者，亦为难治候。又，厚者赤者，皆为虚也。

脐下悸，按之与呼吸相应者，病人虽危笃，其死有间。

凡大病眼中爽者，恶候。不了了者，反有生意。

劳瘵及杂病，眼神与病相应者为佳。

诊大病，鼻梁亦为要诀，医书徒论明堂，而不及之，为缺点。

病人绝脉者，暴出为恶候，微续为佳兆。不止脉，如厥逆，亦然。

偏枯证有治、不治之辨，病者握手者决不治。试使握手仰卧，则手必开，复起之则如故，是为恶候。

久病人，左右偏卧者，一朝忽得自由卧，则死期在近。

病人舌上白苔，其下含紫黑色如牛舌者，为恶候。此舌候兼面戴阳，则更为危矣。

患瘵疾者，襟际肉先脱，与他病羸瘦不同，宜熟察。

瘰疬成瘘者，与痔漏成瘘者，其理全同，但有上下分耳。和田东郭。

诊病人，宜察眼中之了不了，与音声之爽不爽，此二者清亮则不死。

血证脉弦数者，有不测之变，可恐矣。荻野台洲。

病人有呼吸乍失调度乍复者，不出五六日死。同上。

五四、欲善外科，先宜精内科

夫欲善外科，先宜精内科，何则？疮疡虽百端，不能出于阴阳虚实，苟审之而施之治法，则于外科，无有间然矣。华冈青洲。

五五、活物穷理

学医者，如宋儒穷理，不先格知人身穷理，而后审疾病，则不能至极致矣。同上。

五六、蝮蛇咬疗法

蝮蛇咬，内服乌头汤及紫丸，外涂柿实汁则愈。同上。

五七、破伤风预后

破伤风，其初项背强，或言语謇涩，寒栗者可治。若至角弓反张，则多难治。产后痉病亦然。同上。

五八、乳岩之预后

乳岩有经水者易治，经水断者难治。又，乳岩者，怀孕则其核忽成大也。同上。

五九、劳瘵之预后

劳瘵不可治，似劳瘵者可治；膈噎不可治，似膈噎者可治。世医动谓能治之，盖其似者耳。《永富独啸庵》。

六〇、遗传梅毒

梅毒禀于胚胎者，决不治。假令一旦得痊，后必发。为人父母者，可不慎之于其初乎？同上。

六一、医制病

医为病制，则虽药峻剂大，其病不易治也；医制病，则虽药慢剂小，其病可治也。医宜谋诸未病之日，征诸既病之日矣。同上。

六二、不治而自愈者

阅诸病者，不治而自愈者，百人之内过六十。其余四十，十人者必死证，十人者难治，十人者险证，非良医不能救，特下工所疗者十人耳。同上。

六三、食欲色欲害人孰甚

食欲之害人，甚于色欲，而世人徒知色欲之害，不知食欲之害，悲夫！惠美宁固。

六四、膈噎之预后

膈噎，壮年者可治，四十以上者必不治。膈证心下结块，累累如拳者为恶候。又，舌上发紫色斑者，同之。同上。

六五、水病之预后

水病脉出者死，譬之于溺水者，有生气者必沉，既死者必浮。其元气衰者脉自浮，元气不衰者脉自沉微。故水病脉滑浮为凶，沉实为吉，千古不磨也。同上。

六六、猫咬症处方

瘈狗毒鼠，古今论其治，而至猫毒寥寥无闻。予曾为家猫所咬，痛楚苦恼，不可名状。因普检毒兽咬伤之方。将水晶一味煎服，其病霍然如脱。后复发，乃作黄连解毒汤加虎胫骨，兼服之，数十日痊愈。同上。

六七、石榴皮治汞毒

余尝见磨古镜者，将石榴皮磨之，则银光剥尽为铜色，乃知水银之所忌。世解轻粉毒，专用石榴皮，洵有以也。福岛槙独轩。

六八、精神病灌泉疗法

发狂者，与三黄加芒硝汤，兼灌瀑布泉为妙。灌泉法：使患者着幔，而以麻索缚之于梯，另以手巾覆其头，而后灌百会。又，以手当额上，御眼鼻而灌天庭，次至胸间膻中，则其人易堪而克奏效。泉水浊者不佳，宜选清冷者也。同上。

六九、淫腹痛之疗法

娼妇始入妓院，与客接十余日，必发寒热腹痛，俗称淫腹痛，海萝能治之。如寒热不去者，宜小柴胡汤加海萝。同上。

七〇、医之上工、下工

医有上工，有下工，对病欲愈，执方欲加者，为之下工；临诊察机，使药要和者，为之上工。夫察机要和者，似迂而反捷，此贤者之所得，愚者之所失也。同上。

七一、人身有自然之理

人身固有自然之理，而疾病亦不外于人身，故医审其理而治之，否则施治益谬。是以长沙氏之书，务矫其弊，可不鉴哉？同上。

七二、未诊而预拟其方

医者对病人，未诊之前，问其证候，胸中预拟其方，则诊毕后，反失其真谛。宜虚心精诊，而后熟虑下案矣。多纪桂山。

七三、莫如善读其治验

欲识古人临证施治之妙，莫如善读其治验。予将掇其精英，类为一书，而年老未果，哀矣！同上。

七四、赤痢之预后

痢疾初起，脉数无伦，下利频数，精神不安，额上汗出，面部肉脱者，皆为不治。多纪茝庭。

七五、脚气之预后

脚气，下部无水气，胸背、颈间、面部或手背浮肿者，忽至冲心，不可轻视。如水肿上盛者亦然。

脚气，呕逆喘急者，为冲心之渐，不可忽诸，然复有似而非者。同上。

七六、序、跋徒极称扬

近来舶赍医书，大率蹈袭陈言，未有所发明，而其序、跋徒极称扬，顾不读古书者之所为。要之优孟衣冠，不过追时流，钓名利耳。同上。

七七、读医经秘诀

凡读医经，遇训义有确据，则举其一二而足矣，不必取繁冗也。

训诂虽精，而其义不切于治术者，未为得也；训诂虽不精，而施之于疾病，必有实效者，乃为得经旨矣。

凡立说者，非通贯全经，则不可谓之尽理蕴；非该尽万理，则不可谓之得经旨。矧乃欲以变律常者，拘于常而不通变者，皆不善读之故也。同上。

七八、良药苦于口，利于病

孔子曰："良药苦于口，利于病。"

吉益为则注曰："药者皆毒也。以毒干毒，而疾乃瘳，奚药之良之有焉？"

七九、不为穷困改节

君子修道立德，不为穷困而改节。为之者人也，生死者命也。

八〇、学医费人

东坡云："学书费纸，学医费人。"凡医误药几十遭，然后困心焦虑，得以成良医之名。高森正因。

八一、吉益东洞之识见

片仓鹤陵曰："芳村恂益，见闻虽博，著者虽多，其学竟不传焉。如吉益为则，学问不博，所见亦偏，而其术至今益行。医之于识见，不可不审也。"《杏林杂话》。

八二、杉田玄白之诗

九千里外存知己，五大洲中如比邻。杉田玄白。

八三、手术之精炼

筑前陶村医生养朴，以眼科闻四海，常盛水于盆，浮发于其内，以燔针刺其发，发两断于左右，曰："不如此，则不能刮眼中之筋膜。"其子学之数年，其发虽两断，水有微声，父曰："有声者不可刮眼，其人不堪痛苦也。"《杏林杂话》。

八四、医书之虚实

凡医书，其文巧而不知倦者，多虚也；文陋辨拙，易生厌心者，却实也。人好虚嫌实多矣，可不思乎？《医学言志录》。

八五、学之进也有渐矣

学之进也有渐矣，不可急迫。古人譬之一树之花，自蓓蕾至开坼，日进不舍，有渐而不遽。同上。

八六、易者却难，难者却易

世人以读书穷理为难，以临病施治为易。易者却难，难者却易，难易互谬，是医之所以无上工也。同上。

八七、医戒数则

老医之话不可苟闻；俗医之方不可苟记。

学医多入扬子之门，术士遂陷墨子之阱，岂可不慎哉？

医者虽业忙无读书之暇，心不可宜忌之。苟忘之，则只是药铺之徒。

近世之医，致美于衣裳，竭饰于器物，而置诊法、药性于度外，岂可谓之医哉？

艰辛劳苦者，成业之良药。

医者谗而有欲流行之念，便是不仁之根。

寸尘入眼，不见大山，可不惧乎？

蚕吐丝以利天下，医用佞以计一身。可以人而不如虫乎？

方今斯道不绝犹缕，吾徒足于衣食，安于枕席者，其恩安在乎？

所知益高，则所行愈卑，此古今之弊。

凡学艺非可活用于今日者，此无益学也，圣人之死物，不若愚人之活体也。《医学言志录》。

八八、我非卖药者，何必求流行

有人曰："我非卖药者，何必求流行？"此言似立一家之言，而实非也。凡有仁爱者，必有此业。有此业者，必有此功。有此功者，人必慕之。人苟慕之，则虽欲业不行而得乎。同上。

八九、师恩之厚

凡人随师受教时，崇之如天，亲之如父，而及其开业立门也，昂然自得。如有生知之德，而不思师恩之厚，甚则至于有诽议师说，蔑如重恩者。噫！人情之偷薄，礼仪之坏乱，何夫至于斯也？同上。

九〇、为医者在读医书

为医者，在读医书。读而不能为医者，有焉，未有不读而能为医者也。《灵枢·史菘序》。

九一、于治术全是俗人

今之所学，仅能知病人之所自知而已，不能知病人之所不自觉，故于治术，全是俗人。数十年后，而初得与俗人异。中略。一日学之，有一日之益，是所贵于脉也。《脉经》。

九二、扶阴抑阳、讷言疾行之戒

言者乾道也，行者坤道也。故阳常有余，阴常不足，是以有扶阴抑阳、讷言疾行之戒，医者尤可猛省焉。《医学言志录》。

九三、医不病

经云："医不病，故为病人，平息调之。"所谓枉己者，未有能正人者是也。同上。

九四、道体数则

天地以生物为心，故人心亦是一个生道而已。

经云："独出独入。"又曰："独往独来。"凡技艺至其极，则皆有此地。

仁者，是医之体也。目视五色仁也，耳闻五声仁也，指诊五脉仁也，口问症状亦仁也，无仁何据？

吸烟、吃茶亦是拂杂念之一良药。

呼与吸，所资以始者，孰先孰后，学者以为何如？

《易》曰："君子以虚受人。"医之道亦如此而已。

在天谓之大气，在人谓之元气，其气乃一矣。

程子曰："天地万物之理，无独必有对，皆自然而然，非有安排也。以位言，则上下表里；以气言，则动静盈虚，进退升降；以时言，则寒热温凉，卧起朝暮。两两相对，不期然而自不能不然，是谓之自然之理。"

明天理，察病变，医师之道也。痓与不痓，此亦别理。

先辈曰："运气者，医家之大业，诊治之一端。"

法立而能守，则道可久，业可大也。久是天地之理，大是天地之象。同上。

九五、药物之产地

凡药物之产于山者，多是敌风寒；生于水者，多是利水湿。药性之成分，不能不自然矣。同上。

九六、医之三德

观人之疾患，若己有之，是仁也；责有无，以详其诊，此智也；刚决明断，以投方剂，此勇也。该此三德，而始谓之医。同上。

九七、严威严格，非爱之道

严威严格，非爱之道。但主爱而可初入于医门矣。同上。

九八、爱而不劳则非医

爱而不劳则非医，劳而不爱亦非医。同上。

九九、医书亦是坟典

医书亦是坟典之一。同上。

一〇〇、以仁为己任

圣门学者，以仁为己任。吾党之士，亦以仁为己任。同上。

一〇一、为生民愈病

为天地立心，为生民愈病。同上。

一〇二、树无仁则不生

人无仁则道绝，树无仁则不生。杏仁、桃仁，其名不虚。同上。

一〇三、有良工，有粗工，均是医也

有良工，有粗工，均是医也。盖所谓小德川流，大德敦化。同上。

一〇四、唯是感应而已

程子曰："天地之间，只有一个感与应而已。"人之体亦如是，有感而有应，见应而知感，故医之治法，亦感应而已。同上。

一〇五、医之道在明于业

凡医之道，但明于业，则可以进仁。文辞之巧拙，不足以为患也。同上。

一〇六、仁、义、礼、智、信

慈恻人之病，是仁也；诊候得其宜，是义也；方法适其度，是礼也；机变能处之，是智也；终身而不失，是信也。同上。

一〇七、学业者本也

治术者技也，学业者本也。培其本而达其技，是谓之正学。彼以治术而已者，卑矣。同上。

一〇八、知药不知方

知药而不知方，知方而不知术，知术而不知道，岂可谓之医乎？同上。

一〇九、玉帛、钟鼓者，礼乐之末也

玉帛、钟鼓者，礼乐之末也。脉症方剂者，医道之用也，若其全体，乃别有真理。今之人多就于脉症方剂，而说阴阳表里，寒热虚实，至其所以为然之理，则曰："无益于治疗。"安异以玉帛、钟鼓为礼乐，而不求其所以为礼乐者乎？同上。

一一〇、昔人之元素说

元素者，即气也。气者，即阴阳也。故所谓六十元素者，分碎阴阳而言之；阴阳者，统合六十元素而言之。是以天地之间，阴阳之外，别非有元素者也。同上。

一一一、医之修养

其一，平者人身之常理。

人者，居于游气纷扰之中，或从或逆，得其宜以调神，谓之平也。平者人身之常理，失常理则疾病立到。同上。

其二，心绪烦冗言行亦自浮躁。

凡心绪烦冗，则言行亦自浮躁。当斯时也，气息以吹之，或压之于脐下，而神气始定。同上。

其三，人身之灵犹如灯盏。

人身之灵，恰如灯盏然。火是神，盏是体，油是饮食也。无体则不能饮食，不能饮食则神失所养，神失所养则欲不消灭而可得哉。是以精神、饮食、形体三者备，始谓之人。如其命数，乃是系灯心之长短也，故风前之烛，古人之所深戒也。同上。

其四，人之生世以调神为要。

有天地而人存其间，故曰："天地合气，命之曰人。"

人禀天地阴阳之气以生，因血肉以成其形。

以天地为父母。

因念，天气者何？呼吸是也；地气者何？饮食是也。呼吸阳也，故肺先受之；饮食阴也，故胃先受之。经曰"阳化气，阴成形"是也。是以一身气力之根，在于呼吸；全体形肉之基，在于饮食。阴阳相合，形气相保，而神存于其中，故人之生也，以调神为要。同上。

其五，修其神、养其精。

修其神、养其精者，是治未病之事也。去外诱之外，无他术矣。故外诱之不去，是百病之根。同上。

一一二、疾病

经曰："气合而有形，因变而正名。"是言尽之矣。

病名不立，则治术无所施。尼山曰："名不正则言不顺。"

虚邪中于人也，譬如虚器入水，水自然入。若以一器实水，置之于水中，水何能入来？盖中有主则实，实则不患不能袭。

夫无病者，人之常也；有病者，人之变也。故人在气中，常而变，变而又变，变化无穷，医岂易言乎？

潮热、盗汗本是一也。潮热如云，盗汗如雨。

人身之发热，犹天地之溽热也。雨降而暑去，汗出而热解。故曰："阴之汗以天地之雨名之。"

论病则要明其因，论人则须识宿素。同上。

一一三、黄疸预后

黄疸烦渴，吐逆腹胀者为恶证。若夜不得眠，烦躁热渴者，不出二三日而死。

腹中有癖块，而一身发黄者，名曰癖黄疸，亦难治。福井枫亭。

一一四、信而后行

孙真人曰："法为信者施，不为疑者说。"又论曰："疑师不治病，疑药不服之，服之即不得力，决意不疑者，大神验。"

《物理论》："有医竘①者秦之良医也，为宣王割痤，为惠王疗痔，皆愈。张子之背肿，命竘治之，谓竘曰：'皆非我背也，任子制焉。'治之遂愈。竘诚善治疾也，张子委制焉。夫身与国，亦犹此也，必有所委制，然后治矣。"

一一五、大病当委一医

大病当委一医。

一一六、医门一业，慈爱为先

医门一业，慈爱为先。常存救治之心，方集古贤之行。近来医者诊察疾病，未言理疗，訾毁前医，不量赋性庸浅，专务妒贤嫉能，利己害人，惊吓患家，

① 医竘：春秋时期秦国名医，甚精于外科。

意谋厚赂，此则不亦禽兽之心乎？

一一七、古之脏器疗法

李东壁曰：“人阴茎，非药物也。”《辍耕录》载，杭州沈生，犯奸事露，引刀自割其势，势，人势也。流血经月不合，或令寻所割势酒服，不数日而愈。中略。人势，一作“睾丸”。《原南阳》。

一一八、产妇侧卧

本邦产妇禁侧卧，特子玄子著《产论》：“令乳妇去产带，安卧。”余尝游其门，亲炙之，其卧者，神心安静得快睡，防晕除热之良策也。其验大胜于药饵，而人皆惮之。同上。

一一九、知雨霁

病者知风雨晦晴者，皆是血分之不爽也。或属虚乏，或属瘀滞，打扑折伤，癥瘕皆知之，云云。同上。

一二〇、四季脉名

春脉弦，夏脉洪，秋脉浮，冬脉沉。《察病指南》。

一二一、观人形性脉法

人长则脉长，人短则脉短；人肥则脉沉，一云脉厚，一云脉细而实。人瘦则脉浮；一云脉急，一云脉大而长。人壮脉欲大，人弱脉欲小。反之者为逆。形盛细少，气不足以息者死；形瘦脉大，胸中多气者死。老人脉微，微阳羸阴者平。一曰脉濡而缓。妇人脉当软弱于丈夫。小儿四五岁脉，实自快，呼吸八至。一云幼人脉数而壮。性急脉急，性缓脉缓。同上。

一二二、察平人损至脉法

凡一呼一吸为一息，一呼脉再至，一吸脉再至，是一息之间，脉四至并五至，不大不小，不短不长，是为平人之脉也。

一呼一吸脉不及四至者，曰败，一曰气虚。其人少气；三至者曰迟，一曰损。其人可治；二至者，曰败，一曰寒。其人难治，延时而死；一至者曰息，其人虽行，方当着床待时而死。此为阴病之损脉也，故曰“阴病脉迟”。

一呼一吸脉六至者，曰数，为始得病；七至曰极，一曰无魂。八至者曰脱，一曰夺精，一曰无魄。九至者曰死，十至者曰墓，一曰困。沉细者困在夜，浮大者困在昼。十一、十二至者曰死，一曰绝魄，一曰命顿。治细夜死，浮大昼死。此为阳病之至脉也，故曰“阳病脉数”。同上。

一二三、诊暴病脉法

脉来急大洪直者死，细微者无害。同上。

一二四、定生死诀

阳病得阴脉者死，阴病得阳脉者生。脉病人不病者死，人病脉不病者生。同上。

一二五、女孕

阳脉皆为男，阴脉皆为女。

阴中见阳为男，阳中见阴为女。

左乳先有核者为男，右乳先有核者为女。

又法：令妊妇面南行，于背后呼之，左回来者生男，右回来者生女。同上。

一二六、能医人多矣

能医人多矣，能使人皆能医人不多也。盖以医医人有限，以医杀人无穷。同上，《序》文。

一二七、学道志也，行医业也

学道志也，行医业也。不以志废业，不为业弃志。志不可不勉焉，业不可不精焉。古之人，有抱道而隐耕渔之间者，乃以忧天下之心为忧。耒耜①不利之心，以其思人民之情，为思网罟②不密之情。居居然而耕，得得然而渔，然岂一日忘天下乎？故与夫乘风云之会而显其绩，得水鱼之遇而成其效者，其迹虽异，而其志则同矣。永富独啸庵。

---

① 耒耜：古代一种耕地用的农具，即原始的犁，也用作农具的统称。

② 网罟：捕鱼及捕鸟兽的工具。

一二八、医杀人甚于贼者有焉

劫人于山野，养其口腹者，谓之贼。而其杀人通计之于生涯，虽其多者，亦不过五十人若百人。方今之医，术拙而幸行于时，不知不识戕人。通计之于日日，三五人者，盖不为少，生涯盛者则不知其几千人，其心虽固不出于害人，至使某死于非命则一也。无乃其阴恶甚于夫贼耶。呜呼！仁之术果奚在？学医者如之何其可不畏且勉乎？同上。

一二九、千人之治验

医虽才气秀出于人者，试治方于危笃之病，不过千人，则知见不明，得处难谛。同上。

一三〇、医之位置

身处四民之外，或可贵，或可贱。上陪王候不为荣，下伍乞儿不为辱。可优游以卒岁者唯吾技为然，而自非有确乎不拔之操，难矣。其不为油滑佞谀之人。同上。

一三一、游惰之人腹里结癥瘕

后藤艮山曰："百年以来，游惰之人，腹里结癥瘕。余征之都邑市朝之人，比比皆然。盖太平日久，民庶蕃息，金钱虚损，奢佚日盛，则知巧之民不免病气势也。医人施治之日，从这处下工夫，则大有裨益矣。"同上。

一三二、死生有命

死生有命。圣人之言，不可诬焉。命者，天之令也。自天作之，故谓之命。疾病者，医之所治也。医之所治，则人事也。人事与天命，判然不可混焉。医欲司死生，以天命为私有也，不亦傲乎？《医断》既言之颇较著，而世人犹或惑焉，以不知治疾之要也。夫医之于死生，犹将之于胜败也。死生胜败共在天，非人之所司也。唯尽其术而已，唯精其谋而已。源廷尉逆橹之诤，韩淮阴背水之阵，能堪顷暂之苦辛，则能享永久之荣枯，所谓"瞑眩而疾瘳"者邪。故将之良否者，忘于胜败；医之良否者，忘于死生。得之于法，成之于习，功用既就，心不谓之乱，坦然安于命，谓之得道之真也，所以尽人事而待天命也。《续医断》。

一三三、和田东郭翁医则

医之为任，唯察病而已矣。勿视富贵，唯病是察；勿视贫贱，唯病是察。勿剧视剧病，必也察剧中之易矣；莫轻视轻病，必也察轻中之危矣。克察之于斯，而勿视彼，亦唯医之任也，察病之道也。医之所可用心者，其唯变乎？揣变于未变，而以非变待变，此之谓能应变。视彼之变，而我动其变，此之谓眩乎变。眩乎变者，不翅不能处其变，亦不能全其常。能应变者，既已知其变，故其处方也不殆矣。

凡病之为情也有二，故药之用亦有二，曰刚曰柔。柔以当柔，刚以当刚。刚之制柔者有焉，柔之制刚者有焉。刚耶柔耶，二而百；柔耶刚耶，百而二。唯智者知之，而愚者反焉。《易》曰："刚柔相摩。"我道虽小，亦复尔矣。古人之诊病也，望色不以目，听声不以耳，夫唯不以耳目，故能察病应于大表矣。

古人之诊病也，视彼不以彼，乃以彼为我。其既无彼我之分，是以通病之情矣。

用方简者，其术日精；用方繁者，其术日粗。世医动辄以简为粗，以繁为精。哀矣哉！

欲得活路者，必陷死地；欲陷死地者，必得活路。

医之临剧病也，欲使彼活于我手者，爱我也；欲使彼死于我手者，爱彼也。爱我者，终不能尽我矣；爱彼者，诚能尽我。古语曰：“不入虎穴，不得虎子。”余于医亦云。《蕉窗杂话》。

一三四、人身小天地

人身小天地，若上不知天文，下不知地理，中不知人事，岂可言医？《儒医精要》。

一三五、医家五戒之一

凡视妇女及孀妇尼僧人等，必候侍者在旁，然后入房诊视，倘徉无伴，不可自看，假有不便之患，更宜真诚窥视，虽对内人，不可谈此，因闺阃故也。《外科正宗》所载。

一三六、香月牛山先生医训

医者民之司命，百工之长，与宰相并言。仁之术之，岂可为小道乎？故非质实而无伪，性静而有恒者，难与言焉。游我门者，乃当自念人身苦楚与我无异，诸招勿迟行，勿问贵贱，勿择贫富，专以好生为心。口不绝诵方书，手不停弄百草。不嫉人识能，不议人忝慢。不谤其医，不评他药。不务声名，不贪财利。不炫术业，不谀豪富。折肱勿折腰，唯以救人为心。如病机稍有凝滞，不见药效，则须战战兢兢，加诊疗；如僧道贫士求医，虽谢货一毫勿受；如寡妇室女必敬谨勿荡。彼何证赐官，彦明免夭，人不能报而天必报之，所谓阴德，犹耳鸣己知而人不知，服之勿战。

一三七、医八事

志欲大，欲救人。心欲小，以人命为重，不敢妄投一剂。学欲博，上察气运于天，下察草木于地，中察性情于人。业欲专，无外慕。识欲高，穷理正心，见微知著，察迹知因。气欲下，虚怀下气，不弃贫贱，不嫉臭秽。量欲宏，凡有能则告之，有善则学之，不分尔我。守欲洁。

一三八、我命在我，不在于天

我命在我，不在于天。但愚人不能知此道为生命之要，所以致百病风邪者，皆由恣意极情，不知自惜，故损生也。世人不终耆寿，多夭殁者，皆由不自爱惜。《古今医统》。

一三九、买药不可争价

《千金翼》云："买药不可争价。"

一四〇、躬有微恙则不诊人

奥村良筑翁，躬有微恙，不诊人。曰："我心不了了，诊察恐不得审。"《漫游杂记》。

一四一、神妙则自然

凡百技始乎巧，终于拙，出乎思，入不思。故巧思极则神妙，神妙则自然。自然者不可以巧思得，不可以岁月到；不可离巧思而得，不可外巧思而到。永富独啸庵。

一四二、呜呼！活人道

呜呼！活人道，唯诚以为心。术何论夷夏，方岂问古今。堀内素堂。

图书在版编目（CIP）数据

医余；医剩；先哲医话集／刘星主编．—太原：山西科学技术出版社，2023. 4

ISBN 978－7－5377－6227－4

Ⅰ．①医… Ⅱ．①刘… Ⅲ．①医论 Ⅳ．①R2－53

中国版本图书馆 CIP 数据核字（2022）第 215808 号

医余　医剩　先哲医话集

出 版 人　阎文凯
主　　编　刘　星
著　　者　尾台逸士超　丹波元简　长尾藻城
责任编辑　张延河
封面设计　吕雁军

出版发行　山西出版传媒集团·山西科学技术出版社
　　　　　地址　太原市建设南路 21 号　邮编　030012
编辑部电话　0351－4922135
发行电话　0351－4922121
经　　销　各地新华书店
印　　刷　山西人民印刷有限责任公司

开　　本　890mm×1240mm　1/32
印　　张　10. 625
字　　数　194 千字
版　　次　2023 年 4 月第 1 版
印　　次　2023 年 4 月山西第 1 次印刷

书　　号　ISBN 978－7－5377－6227－4
定　　价　52. 00 元